Wilhelm Wundt

Untersuchungen zur Mechanik der Nerven und Nervenzentren

Zweite Abteilung

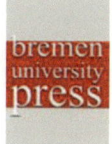

bremen
university
press

Wilhelm Wundt

Untersuchungen zur Mechanik der Nerven und Nervenzentren

Zweite Abteilung

ISBN/EAN: 9783955623050

Auflage: 1

Erscheinungsjahr: 2013

Erscheinungsort: Bremen, Deutschland

@ Bremen-university-press in Access Verlag GmbH, Fahrenheitstr. 1, 28359 Bremen. Alle Rechte beim Verlag und bei den jeweiligen Lizenzgebern.

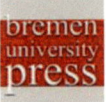

Untersuchungen

zur

Mechanik der Nerven

und

Nervencentren.

Von

Wilhelm Wundt,

Professor an der Universität zu Leipzig.

— —— —

Zweite Abtheilung.

Ueber den Reflexvorgang und das Wesen der centralen Innervation.

Mit 41 Holzschnitten.

Inhalt der zweiten Abtheilung.

~~~~~~

Zweite Abtheilung.

Ueber

den Reflexvorgang und das Wesen der centralen Innervation.

———

Einleitung.

1. Aufgabe und Plan der Untersuchung.

§. 1. Die Physiologie der Nervencentren stellt der experimentellen Untersuchung zwei wichtige Aufgaben. Die erste besteht in der Ermittelung der Leitungswege. Hier handelt es sich darum, die Bahnen festzustellen, in welchen äussere Eindrücke und innere Impulse innerhalb des centralen Nervensystems weiter geleitet werden, sowie diejenigen centralen Gebiete aufzufinden, welche End- und Ursprungs- oder auch Durchgangs- und Verbindungspunkte jener Leitungswege sind. Bei dieser Untersuchung wird im allgemeinen von der Natur der Vorgänge in der Nervensubstanz abstrahirt; man begnügt sich mit der Beobachtung der centralen oder peripherischen Effecte, die sich, wie die Empfindung und die Muskelbewegung, der innern oder äussern Beobachtung unmittelbar darbieten.

Die zweite Hauptaufgabe der Physiologie der Centralorgane besteht dagegen darin, die Vorgänge in der Nervensubstanz selbst in ihrem Ablauf zu beobachten und auf diese Weise bestimmte Vorstellungen über die Natur der centralen Innervation zu entwickeln. Diese Untersuchung zerfällt streng genommen wieder in zwei Theile, da man erstens die Processe der Leitung in den centralen Nervenfasern und zweitens die in den centralen Ursprungs-, End- und Durchgangspunkten, den Nervenzellen, stattfindenden Vorgänge zu unterscheiden hat. Der erste Theil dieser Aufgabe erledigt sich aber ohne weiteres durch die Bemerkung, mit welcher bis dahin alle Erfahrungen im Einklang stehen, dass der Vorgang der Erregung in den centralen Nervenfasern nur insoweit von der Erregung peripherischer Nerven abweichen wird, als dies durch die Einschaltung centraler Zellen bedingt ist. Das eigentliche Problem einer Mechanik der centralen Innervation ist also darauf zurückgeführt: die in den Nervenzellen oder deren Anhäufungen, der grauen Sub-

stanz, stattfindenden Veränderungen der Nervenerregung zu
ermitteln, und daraus Vorstellungen über die Natur der in
der centralen Substanz wirksamen Kräfte zu entwickeln.

§. 2. Die Erforschung der Leitungswege innerhalb der Centralorgane
ist seit längerer Zeit von der experimentellen Physiologie in Angriff genommen und hat namentlich in Bezug auf das Rückenmark zu einer Reihe
ziemlich sicher stehender Resultate geführt. Weniger ausgebildet ist die
Lehre von den Leitungswegen in den höheren Theilen des centralen Nervensystems, und bis jetzt ist man in dieser Beziehung zu einem grossen Theil
noch auf Hypothesen angewiesen, die unter Zuhülfenahme des anatomischen
Structurbildes gewonnen sind. *) Eine grosse Schwierigkeit entsteht hier
dadurch, dass offenbar durch Stationen grauer Substanz, welche in die
Leitungswege eingeschaltet sind, die Innervationsvorgänge in ihrem Ablauf
verändert werden, wesshalb die Erforschung der centralen Leitungswege
eigentlich schon nicht mehr von der Untersuchung der innern Vorgänge
abstrahiren kann. Dies spricht sich z. B. darin aus, dass man in der
Lehre von den Leitungsbahnen vielfach auf die Annahme von hemmenden
Einflüssen stösst, womit nur ein kurzer Ausdruck für eine bestimmte Art
der Einwirkung centraler Gebilde gegeben ist. Die Ermittelung der
Centralpunkte für bestimmte Innervationsvorgänge endlich hat eben erst
begonnen in das Bereich der Untersuchung einzutreten. Abgesehen von
gewissen complicirten Innervationsheerden in der medulla oblongata ist
man bis jetzt auf die Nachweisung einiger motorischer Centralpunkte der
Grosshirnrinde beschränkt geblieben. **) Die Endigung der sensiblen
Leitungsbahnen in der letzteren ist dagegen noch ganz unbekannt, und
hinsichtlich der Beziehung der in den Hirnhügeln und an andern Orten gelegenen Anhäufungen grauer Substanz zu den Leitungswegen ist man im
allgemeinen auf Hypothesen beschränkt, die theils dem ohnehin erst unge-
nügend aufgeklärten anatomischen Zusammenhang theils gröberen Trennungen
der Continuität entnommen sind. ***)

Weit mehr noch ist die Erforschung der inneren Vorgänge der centralen Innervation in ihren allerersten Anfängen begriffen. Von einer
inneren Molecularmechanik der grauen Substanz im Sinne der im Ein-
gang zur ersten Abtheilung dieser Untersuchungen (S. 1) festgesetzten Bedeutung jenes Begriffs ist hier noch ganz abzusehen. Denn für die Ermittelung der chemischen, elektrischen und sonstigen physikalischen Veränderungen während der verschiedenen Innervationsvorgänge bieten sich
bis jetzt gar keine Angriffspunkte dar. Wir sind also ganz angewiesen auf
die äussere Molecularmechanik, d. h. auf die Untersuchung der äusseren
Wirkungsweise der centralen Substanz unter verschiedenen Bedingungen

---

*) Vergl. meine Grundzüge der physiologischen Psychologie S. 103 u. f.
**) Ebend. S. 168.
***) Ebend. S. 173 f.

und auf die hieraus sich ergebenden allgemeinen Vorstellungen über die Natur der centralen Nervenkräfte.

Die höheren Centralorgane bieten selbst bei den niederen Wirbelthieren allzu complicirte Verhältnisse dar, als dass man hoffen könnte, hier mit einiger Aussicht auf Erfolg den elementaren Wirkungen der centralen Gebilde auf die Spur zu kommen. Am günstigsten wäre ja offenbar der Versuch dann, wenn es möglich wäre, eine einzelne Nervenzelle mit zu- und abtretender Faser isolirt dem Experiment zu unterwerfen. Ist nun auch dies nicht ausführbar, so müssen wir doch wenigstens die Bedingungen diesem einfachsten Fall möglichst zu nähern suchen. Hier kann man nun an zwei Wege denken. Bekanntlich gibt es eine Reihe von Organen, wie das Herz, der Darm, die Blutgefässe, in welchen sich einfachere Centraltheile befinden, die, getrennt vom übrigen Organismus, noch eine Zeit lang ihre Function fortsetzen. So sind denn auch in der That namentlich über die Innervation des Herzens und des Darms eingehende Untersuchungen ausgeführt worden, denen wir werthvolle Aufschlüsse verdanken. Nichts desto weniger bieten sich auch dabei nicht geringe Schwierigkeiten, welche es bis jetzt unmöglich gemacht haben, aus diesen Versuchen bestimmtere Vorstellungen in Bezug auf die allgemeine Mechanik der Nervencentren zu entwickeln. Dies liegt vor allem darin, dass jene Organe, wie dies besonders in Bezug auf das Herz wahrscheinlich gemacht ist, in ihrem Innern räumlich und vielleicht selbst functionell getrennte Centren besitzen, die theils wegen ihrer verborgenen Lage theils wegen der Zusammenfassung der von ihnen ausgehenden Nervenbahnen schwer von einander isolirt werden können. Ausserdem haben alle diese Organe noch Innervationscentren, die im Gehirn gelegen sind. Wenn nun auch diese letzteren verhältnissmässig leicht ausgeschaltet werden können, so ist es dagegen um so schwieriger, diejenigen Einflüsse, welche von den eigenen, sogenannten automatischen Centren der Organe ausgehen, von jenen zu sondern, welche aus einer selbständigen Reizbarkeit ihrer Muskelfasern abzuleiten sind. Die Verhältnisse sind also hier in der That gar nicht so einfach, als es auf den ersten Blick scheint. So bleibt uns denn als der zweite Weg der Versuch an dem einfachsten der Organe des cerebrospinalen Systems, am Rückenmark, welches den grossen Vortheil eines nicht nur einfachen, sondern auch sehr gleichförmigen Ursprungs seiner Nerven darbietet. Ausserdem sind die willkürlichen Muskeln, zu denen sich die motorischen Rückenmarksnerven begeben, Organe, welche ungleich schneller auf Schwankungen des Erregungsvorganges reagiren als Herz, Darm oder Blutgefässe. Endlich behält mindestens ebenso lang als diese auch das Rückenmark kaltblütiger Thiere nach der Trennung vom Gehirn seine physiologischen Eigenschaften bei, und es können daher durch eine solche Trennung alle etwa von höheren Centraltheilen ausgehenden complicirenden Einflüsse leicht ausgeschieden werden.

§. 3. Die bis jetzt in das Gebiet dieser Untersuchungen einschlagen-

1 *

den Arbeiten beschränken sich auf die allgemeine Nachweisung des Eintritts und des Verlaufs der bei Reizung sensibler Nervenwurzeln des Rückenmarks eintretenden Reflexzuckung und auf die Ermittelung der sogenannten Leitungsgesetze der Reflexe. In ersterer Beziehung hat Helmholtz*) schon die Beobachtung gemacht, dass die Reflexbewegung weit später beginnt als die direct vom motorischen Nerven aus erregte Zuckung. In neuester Zeit hat Rosenthal nach einer vorläufigen Mittheilung ausserdem die weiteren Thatsachen beobachtet, dass bei der Anwendung maximaler und übermaximaler Reize die Latenzzeit der Reflexe mit der Stärke der Erregung abnimmt, dagegen mit der Ermüdung wächst, und dass der Reflex bei der Reizung eines sensibeln Nerven derjenigen Seite, auf welcher auch die Zuckung ausgelöst wird, in der Regel rascher eintritt als von der entgegengesetzten Seite aus**).

Die allgemeinen Leitungsgesetze der Reflexe sind von Pflüger nach physiologischen und pathologischen Beobachtungen dahin formulirt worden, dass zuerst, bei mässiger Reizung, nur auf der nämlichen Seite, auf welcher die Reizung stattfand, die Reflexzuckung entsteht, dass diese erst bei wachsender Reizung auch die symmetrischen Muskeln der andern Seite ergreift, und dass sie dann nach oben und zuletzt nach unten sich ausbreitet, sodass schliesslich alle motorischen Nerven, die aus dem Rückenmark und dem verlängerten Mark entspringen, gleichzeitig in den Zustand der Erregung gerathen***).

Alle diese Ergebnisse bieten aber, so wichtig sie an und für sich sind,

---

*) Sitzungsberichte der Berliner Akademie. 15. Juni 1854. S. 332.

**) Die Mittheilung von Rosenthal, die ich nicht im Original (Berichte der Erlanger naturw. Gesellschaft vom Febr. 1873) sondern nur in der Uebersetzung der Revue scientifique (1874, Nr. 33) habe einsehen können, ist mir zu einer Zeit zugegangen, in welcher meine auf denselben Gegenstand bezüglichen Untersuchungen schon längst abgeschlossen waren. Die Abnahme der Latenzzeit mit der Stärke der Reflexreize hat Exner auch beim Menschen bestätigt. Als Reflex hat derselbe die blinzelnde Bewegung der Augenlider benützt, die bei starker optischer Reizung der Retina oder bei elektrischer Reizung der Cornea eintritt. (Pflüger's Archiv f. Physiologie. Bd. 8. 1874. S. 526 f.) Es ist jedoch zu bemerken, dass bei diesen letzteren Versuchen nicht diejenige Zeitgrösse, die wir unten als Reflexzeit bezeichnen werden, bestimmt wurde, sondern die ganze Zeit, welche vom Stattfinden des Reizes bis zum Eintritt der Bewegung verfliesst, und welche demnach zugleich die Latenzdauer der peripherischen Nervenreizung in sich schliesst. Es lässt sich daher auch nicht mit Sicherheit entscheiden, inwieweit die beobachteten Zeitunterschiede bei starken und schwachen Reizen auf Rechnung der für die peripherische Nervenerregung verbrauchten Latenzzeit zu setzen sind.

***) Pflüger, über die sensorischen Functionen des Rückenmarks etc. Berlin 1853. S. 67 f.

doch noch keine zureichenden Anhaltspunkte für eine allgemeine Mechanik der centralen Substanz. Um den Einfluss genauer zu ermitteln, welchen die Interpolation der letzteren auf den Verlauf der in den Nervenfasern zugeleiteten Erregung ausübt, müssen wir vielmehr in verschiedener Weise die Bedingungen zu variiren suchen, in denen sich die centrale Substanz befindet, während sie vom Reizungsvorgang durchlaufen wird. Eine erste solche Abänderung besteht darin, dass wir der centralen Substanz gleichzeitig zwei Reizungen von verschiedenen Seiten zuführen und den Erfolg solcher Interferenz beobachten. Versuche, die hierher gehören, sind von Setschenow*), Setschenow und Pachutin**), Herzen***) u. A. ausgeführt worden. Nachdem der experimentelle Theil der vorliegenden Arbeit grossentheils bereits abgeschlossen war, hat noch A. Freusberg Beobachtungen über die Interferenz verschiedener Reflexreize veröffentlicht†), die in mehreren Punkten mit den Resultaten der unten mitzutheilenden Versuche übereinstimmen. Ebenso verhält es sich mit den Versuchen, welche W. Stirling im Leipziger physiologischen Institut über die Summation elektrischer Hautreize ausgeführt hat††). Auf diese und einige andere neuere Arbeiten, die den nämlichen Gegenstand berühren, werde ich bei der speciellen Discussion der Versuche näher eingehen.

Eine zweite Abänderung in den Bedingungen der Reflexreizbarkeit, die wir einführen können, ist die, dass wir das ganze der Untersuchung unterworfene Centralorgan verändernden Einwirkungen aussetzen. In dieser Beziehung ist namentlich die Wirkungsweise gewisser Gifte von hohem physiologischem Interesse.

2. Experimentelle Methoden und Hülfsmittel.

§. 4. Die Hülfsmittel zur Untersuchung der Reflexerregung unter verschiedenen Verhältnissen sind: 1) Hülfsmittel zur Vorbereitung und Befestigung der Thiere, 2) Vorrichtungen der Reizung, und 3) der zeitmessende Apparat zur Bestimmung des Eintritts und des Verlaufs der Reflexzuckung.

---

*) Setschenow, physiologische Studien über die Hemmungsmechanismen für die Reflexthätigkeit des Rückenmarks. Berlin 1863. Derselbe, über die elektrische und chemische Reizung der sensibeln Rückenmarksnerven des Frosches. Graz 1868.

**) Setschenow und Paschutin, neue Versuche am Hirn und Rückenmark des Frosches. Berlin 1865.

***) Herzen, sur les centres modérateurs de l'action réflexe. Turin 1864.

†) Pflüger's Archiv f. Physiologie Bd. X S. 174. Vergl. ebend. Bd. II S. 358.

††) Berichte der k. sächs. Ges. der Wiss. zu Leipzig. Math.-phys. Cl. 1874. S. 372.

Als Versuchsthier kann in diesem Fall allein der Frosch benützt werden, da das Rückenmark und die Nervenwurzeln warmblütiger Thiere eine
längere Blosslegung, wie sie zu den meisten Versuchen erforderlich ist,
nicht ertragen. Das Thier wird zunächst auf einem gewöhnlichen Froschbrett in der Bauchlage fixirt. Dann wird einstweilen auf der einen (meistens
rechten) Seite die Art. iliaca unterbunden, um bei der nachher folgenden
Exarticulation des Oberschenkels die Blutung zu verhüten, und das Gehirn entweder durch einen Einstich am hinteren Rande des Schädeldachs
oder nach vorheriger Wegnahme des letzteren an der oberen Grenze der
Medulla oblongata abgetrennt. Das Rückenmark öffne ich mit einer kleinen
Zange mit sehr kurzen Branchen unter Schonung der pia mater, die erst
nachher durch Einritzen mit der Staarnadel entfernt wird. Bei den meisten
Versuchen werden die sensibeln Wurzeln der an dem plexus ischiadicus
sich betheiligenden Rückenmarksnerven zur Reizung benützt. Es sind
dies d r e i Wurzeln, welche kurz nach einander entspringen, und von
denen die unterste, die zugleich die schmalste ist, am meisten nach innen,
die oberste am meisten nach aussen liegt*). In der Regel wird die obere
oder die mittlere dieser Wurzeln, oder es werden auch beide zusammen-
genommen zur Reizung benützt. Zu diesem Zweck wird mit einem kleinen
Unterbindungshaken ein feiner Seidenfaden um die Wurzel geführt, möglichst weit unten zugebunden und dann darunter die Wurzel durchschnitten, ein kleines Fadenstück aber an ihr gelassen, um sie daran empor-
ziehen und auf die Elektroden lagern zu können. Motorische Wurzeln
werden niemals selbst gereizt sondern statt ihrer erst tiefer unten der nervus
ischiadicus, da, wo eine solche Reizung ausgeführt wird, nach dem Plan
dieser Untersuchung die motorischen Wurzeln mit dem Rückenmark in
Verbindung bleiben müssen und daher bei directer Reizung der Wurzeln
wegen der grossen Nähe des Rückenmarks ein Ueberspringen von Stromesschleifen auf dasselbe nicht vermieden werden könnte. Der nervus
ischiadicus wird zu diesem Zweck blossgelegt und unter ihn eine isolirende
Kautschukplatte geschoben, welche die auf den Nerven gelagerten Elektroden oben und unten hinreichend weit überragt. Uebrigens wird der
Nervenstamm möglichst nahe dem Wirbelkanal isolirt, so dass die Dauer
der peripherischen Nervenleitung überall als verschwindend klein angesehen werden kann im Vergleich mit den zu messenden centralen Leitungs-
zeiten.

Will man die oberen Rückenmarksnerven zur Reizung wählen, so
lässt sich diese hier nicht auf die sensibeln Wurzeln selbst appliciren,

---

*) Vgl. A. Ecker, icones physiologicae. Tafel XXIV. Eine vierte sehr
feine Wurzel, welche dicht bei der cauda equina abgeht, lassen wir unbe-
rücksichtigt, da man sie bei der oben beschriebenen Eröffnung des Wirbelkanals in der Regel nicht zu Gesicht bekommt.

da die Wurzeln des 2ten und 3ten Rückenmarksnerven unmittelbar nach dem Austritt aus dem Mark den nervus brachialis zusammensetzen. In diesem Falle ist man daher auf den Armnerven angewiesen, der möglichst weit gegen die Peripherie hin isolirt und dann unten durchschnitten wird.

Nachdem auf diese Weise die für den Versuch erforderlichen Nervenwurzeln oder Nerven hergerichtet sind, wird auf der einen, in der Regel der rechten Seite der Oberschenkel exarticulirt und die ganze untere Extremität vom Rumpfe getrennt. Dann wird das Thier vom Froschbrett abgenommen und kommt auf ein besonderes vertical gestelltes Versuchsbrett. Hier wird es an den oberen Extremitäten festgebunden, die gebliebene Unterextremität aber wird durch einen Spiess, welcher beide Hüftpfannen durchbohrt und festgeschraubt wird, unverrückbar fixirt. An der Achillessehne wird nun endlich ein Haken befestigt, den man mit dem Zeichenhebel des Myographions verbindet. Der auf solche Weise befestigte Frosch kann noch die Unterextremität im Kniegelenk beugen, und diese Bewegung ist es, die sich auf den Hebel überträgt.

Schon in früheren Untersuchungen *) habe ich darauf hingewiesen, wie wichtig es für viele Zwecke ist, Beobachtungen über die Eigenschaften der Muskeln und Nerven an lebenden Thieren auszuführen, eine Bemerkung, welche speciell für den Muskel in neuester Zeit durch die unter Ludwig's Leitung ausgeführten Versuche von Tiegel bestätigt worden ist. **) Das Nämliche gilt wo möglich in noch höherem Grade für das Centralnervensystem. Es sind daher die sämmtlichen Beobachtungen, über die im Folgenden berichtet werden soll, an Fröschen ausgeführt, bei denen der Blutlauf erhalten war. Solche Thiere können viele Stunden lang dem Versuch unterworfen werden, ohne dass sie, falls nicht die eingeführten Versuchsbedingungen selbst dies herbeiführen, ihre Lebenseigenschaften einbüssen.

Zur Reizung der Nervenwurzeln oder Nerven dient meist der Oeffnungs-, seltener der Schliessungsinductionsschlag eines gewöhnlichen du Bois'schen Inductionsapparates. Ich benützte für diese Versuche zwei Apparate, einen grösseren und einen kleineren, von 8772 und 4586 Windungen der secundären Spirale. Der Inductionsschlag wird dem Nerven zugeleitet durch kleine Elektrodenpaare aus Platindrähten, die, nach allen Richtungen beweglich, auf den sonst zu unpolarisirbaren Elektroden gebrauchten Stativen befestigt sind. Die Auslösung des Inductionsschlags geschieht in der früher (Ath. I S. 8 u. 11) beschriebenen Weise. Für gewisse Versuche dient als Reiz der constante Strom einer Daniel'schen Kette, dessen Intensität mittelst des Rheochords abgestuft wird. Auch für

---

*) Die Lehre von der Muskelbewegung S. 35 f., Mechanik der Nerven I Abth S. 203 f.

**) Berichte der kgl. sächs. Ges. d. Wiss. zu Leipzig. Math.-phys. Cl. 1875.

den constanten Strom war ich leider genöthigt, die Platinelektroden anzuwenden, da an die Nervenwurzeln ihrer Kürze wegen unpolarisirbare
Elektroden nicht angelegt werden konnten. Es wurde aber desshalb bei
allen Versuchen mit dem constanten Strom erstens auf Wechsel der Stromes-
richtungen und zweitens darauf gesehen, dass die Kette immer möglichst
kurz geschlossen blieb. Bei der elektrischen Reizung der Wurzeln sind
natürlich Stromesschleifen auf das Rückenmark stets sorgfältig zu vermeiden. Die Elektroden dürfen daher niemals dem Rückenmark zu nahe
kommen, was in sich schliesst, dass man nur an grossen Fröschen und
lang erhaltenen Wurzeln experimentire. Ferner muss man darauf achten,
dass die Wurzel an ihrem Durchschnittsende sowie der Faden, der an ihr
befestigt ist, vollständig durch Luft isolirt seien. Endlich · dürfen, falls
man die Versuche an den Wurzeln selbst anstellt, die Inductionsströme
überhaupt nicht allzu stark genommen werden. Dass die gewöhnlichen
Prüfungsversuche auf Stromesschleifen nicht zu versäumen sind, versteht
sich von selbst. Uebrigens gibt sich die Wirkung derselben auf das
Rückenmark immer sehr leicht durch den Ausfall des Versuchs zu erkennen,
da solche Stromesschleifen auch die motorischen Wurzeln treffen und daher
den Zeitunterschied zwischen directer Zuckung und Reflexzuckung zum Verschwinden bringen.

Als zeitmessende Vorrichtung habe ich dasselbe Pendelmyographion
wie bei den früheren Versuchen benützt, und zwar stets bei der kleineren
Amplitude von 9^0 30'. Die hierbei vorhandene Geschwindigkeit ist für
die verhältnissmässig bedeutenden Zeitunterschiede der Reflexe hinreichend gross. Auch hier bietet dieses Instrument den grossen Vortheil,
dass man in kurzer Zeit viele Versuche anstellen kann, was bei rascheren
Schwankungen der Reflexreizbarkeit sehr in Betracht kommt. Auf eine und
dieselbe Abscissenlinie wurden in der Regel zwei Zuckungscurven nach
einander gezeichnet, die einem im selben Zeitmoment der Pendelschwingung ausgelösten Reizungsvorgang entsprechen. Entweder wurde nämlich
eine Reflexzuckung mit einer durch Reizung des motorischen Nerven erregten Zuckung, oder es wurden zwei verschiedene, von verschiedenen
sensibeln Wurzeln oder sensibeln Nerven aus erhaltene Reflexzuckungen
verglichen. Im allgemeinen habe ich mich auf die Messung der auf diese
Weise erhaltenen Differenzzeiten beschränkt. Der Stromunterbrecher war
so eingestellt, dass diese Zeiten möglichst in die Mitte des Schwingungsbogens fielen. Es genügte dann für die Vergleichung, jedesmal die Entfernung der Anfangspunkte der beiden Zuckungscurven zu messen. Da
diese Entfernung meistens klein genug ist, dass die gemessene Sehne nahezu mit dem Bogen zusammenfällt, so ergaben sich daraus leicht für geringere Unterschiede der latenten Reizung auch die absoluten Zeit-
differenzen derselben in hinreichend genauer Annäherung.

Schliesslich habe ich hier noch einer vorbereitenden Einwirkung auf
das Versuchsthier zu gedenken, welche sich für viele Zwecke wenigstens

als durchaus unerlässlich herausstellt. Nicht selten scheitern nämlich die Versuche, namentlich wenn die Jahreszeit nicht ganz günstig ist oder die Frösche nicht eben erst eingefangen sind, an der ungenügenden Reflex- reizbarkeit des Rückenmarks. Meistens treten in solchen Fällen auf die ersten Reize zwar Zuckungen ein, diese bleiben dann aber selbst bei stärkeren Reizen ganz aus oder erreichen nur minimale Grössen. Im letzteren Falle habe ich zuweilen durch annähernde Aequilibrirung des Myographionhebels diesem Uebelstande einigermassen abgeholfen. Die an- nähernde Aequilibrirung reducirt das Gewicht, mit welchem das zuckende Bein belastet ist, nahezu auf Null: es wird daher hierdurch zunächst die Zuckungshöhe vergrössert, es wird aber ausserdem die Zuckung verlängert, also der ganze Verlauf derselben ein anderer. Dagegen wird die Zeit der latenten Reizung, auf die es uns hier wesentlich ankommt, wie ich mich durch Vergleichung von Zuckungscurven überzeugt habe, die nach einander mit und ohne Aequilibrirung gezeichnet wurden, nicht verändert, vorausgesetzt, dass bei der zur Vergleichung herbeigezogenen Zuckung keine Ueber- lastung standfand. Die letztere habe ich bei meinen Versuchen stets ver- mieden. Da es aber für die Zeitmessungen unerlässlich ist, dass die ver- glichenen Zuckungscurven stets von der nämlichen Abscissenlinie sich ab- heben, so verfuhr ich in folgender Weise. Nachdem der Hebel an die Achillessehne befestigt war, wurde zunächst die Dehnung abgewartet. Dann wurde durch eine Schraube der Hebel eingestellt, so dass eine weitere nachträgliche Dehnung nicht stattfinden konnte. Da solche Dehnungen als Nachwirkungen einer vorangegangenen Zuckung sehr häufig vor- kommen, *) so ist diese Vorsichtsmassregel bei Zeitmessungsversuchen un- erlässlich. In der hier angegebenen Weise sind alle im Folgenden ange- führten Versuchsbeispiele, sowohl die graphischen wie die numerischen, gewonnen worden; es finden sich unter denselben keine, in denen die oben angeführte annähernde Aequilibrirung des Hebels herbeigezogen wurde. Auch dieses Hülfsmittel der Aequilibrirung würde nämlich in den meisten Fällen nicht ausreichen, um grössere Versuchsreihen ausführbar zu machen; denn es bleibt bei demselben der Uebelstand, dass man nur innerhalb enger Grenzen die Reizstärke variiren kann. Es ist also wünschenswerth, die Reflexreizbarkeit des Rückenmarks zu vergrössern, ohne dass doch abnorme Erscheinungen hervorgerufen werden, wie solche bei der gewöhnlichen Vergiftung mit den bekannten reflexsteigernden Giften eintreten. Ich habe dieses Hülfsmittel in der Vergiftung mit minimalen Dosen Strychnin gefunden. Eine Quantität von 0,002 — 0,004 Mgr. salpetersauren Strychnins, in wässeriger Lösung unter die Haut injicirt, ge- nügt vollständig, um bei einem kräftigen Frosch Stunden lang die Reflex- reizbarkeit zu erhöhen, ohne dass doch irgend welche intensivere Ver-

---

*) Vgl. meine Lehre von der Muskelbewegung S. 116.

giftungserscheinungen eintreten. In seinem äuseren Verhalten gleicht ein
solches Thier vollständig einem unvergifteten, ja es unterscheidet sich auch
während des Versuchs in keiner Weise von andern Fröschen, welche an
und für sich schon eine etwas grössere Reflexreizbarkeit besitzen. Ohne
diese Hülfsvergiftung mit minimalen Dosen würde mir die Ausführung mancher der im Nachfolgenden mitgetheilten Untersuchungen ganz
und gar unmöglich gewesen sein, da es nun einmal in den meisten unserer
Laboratorien nicht wohl ausführbar ist, täglich mit frisch eingefangenen
Thieren zu experimentiren; überdies erweisen sich auch unter den letzteren
immer nur sehr wenige aus einer grösseren Zahl zu Versuchsreihen geeignet. Je geringer und vorübergehender übrigens die Reflexreizbarkeit
der Thiere ist, um so mehr muss man mit der minimalen Giftdosis steigen,
und es ist dann in der Regel nicht mehr möglich, die gewöhnlichen
Strychninerscheinungen fern zu halten. Man muss daher immerhin darauf
achten, dass man möglichst häufig frisch eingefangene Frösche zur Ver-
fügung habe.

3.   Eintheilung der Untersuchung.

§. 5. Indem unsere Zergliederung der centralen Innervation von dem
Reflexvorgang ausgeht, hat sie zuerst die einfache Reflexerregung
des Rückenmarks unter den verschiedenen Bedingungen, denen sie an
und für sich im Thierkörper unterworfen ist, zu untersuchen. Bei dieser
einfachen Reflexerregung bietet wieder die gleichseitige, die aus der
Uebertragung der Erregung von einer hinteren auf eine zu ihr gehörige
vordere Wurzel hervorgeht, den einfachsten Fall dar. Daran schliesst sich
die Quererregung, bei welcher die Reizung von einer sensibeln Wurzel
der einen auf symmetrisch entspringende motorische Wurzeln der anderen
Seite übertragen wird, und zuletzt endlich diejenige Reflexleitung, welche
in der Längsachse des Rückenmarks, von höher auf tiefer abgehende Nervenwurzeln oder umgekehrt, stattfindet. Bei dieser letzteren Untersuchung
macht sich zugleich, zunächst aus methodologischen Gründen, eine ander-
weitige Frage geltend, die aber ausserdem ein selbständiges Interesse besitzt: die Frage nämlich nach dem Einfluss der Spinalganglien auf die
Reflexleitung.

In zweiter Linie haben wir die Reflexreizbarkeit und ihre
Veränderungen unter verschiedenen Bedingungen zu untersuchen. Hierher
gehören die Einflüsse vorangegangener Reizungen, die Wirkung der Temperatur, endlich und vor allem gewisse toxische Einwirkungen, welche die
Reaction des Rückenmarks auf Reflexreize verändern.

Eine dritte Untersuchung wird sich sodann mit den Einflüssen be-
schäftigen, welche die gleichzeitige Erregung anderer sensibler Nerven auf
den Reflexvorgang äussert. Hier ist es hauptsächlich die Interferenz

gleichzeitig auf verschiedene Theile desselben Reflexorgans, des Rückenmarks, einwirkender Reizungen, die zu ermitteln ist. Ausserdem können
die Einflüsse, welche die höheren Nervencentren und ihre Reizung
auf den Reflexvorgang äussern, hierher gezogen werden. Nachdem wir so
von verschiedenen Seiten her die Reflexerregung untersucht haben, wird
sich erst die Frage nach dem Wesen derselben und nach der Natur
der centralen Innervation überhaupt aufwerfen und einigermassen beantworten lassen.

Die Untersuchung zerfällt demnach in vier Capitel, in welchen wir
handeln:

1) von der einfachen Reflexerregung des Rückenmarks,

2) von den Veränderungen der Reflexreizbarkeit,

3) von der Interferenz verschiedener Reflexreize und dem Einfluss
der höheren Nervencentren auf den Reflexvorgang,

4) von dem Wesen der Reflexerregung und der centralen Innervation
überhaupt.

Erstes Capitel.

Von der einfachen Reflexerregung.

Allgemeine Untersuchungsmethode.

§. 6. Zu jedem einzelnen Versuch über einfache Reflexerregung werden, wie schon oben (S. 8) bemerkt ist, zwei Zuckungscurven benützt: die eine wollen wir die Hauptzuckung, die andere die Vergleichszuckung nennen. Die Hauptzuckung entspricht stets dem speciell zu untersuchenden Reflexvorgang, die Vergleichszuckung rührt von irgend einer Reizung her, die im allgemeinen in Bezug auf ihren Verlauf bereits bekannt ist, und die im gleichen Zeitmoment der Pendelschwingung wie die Hauptzuckung ausgelöst wird.

Um die einfachste Form der Reflexerregung, die gleichseitige, zu untersuchen, wählen wir als Vergleichszuckung diejenige, die durch Reizung des motorischen Nerven der nämlichen Seite ausgelöst wird. Der Reizungspunkt der sensibeln Wurzel und derjenige des motorischen Nerven liegen hierbei. so nahe bei einander, dass der Anfangspunkt beider Zuckungen, wenn bloss die Fortpflanzungsgeschwindigkeit in der peripherischen Nervenfaser in Betracht käme, bei der gewählten Amplitude des Pendelmyographions noch vollständig zusammenfielen, und ebenso würden demgemäss unter Voraussetzung gleicher Reizbarkeit der erregten Nervenpunkte die beiden Zuckungscurven in ihrem übrigen Verlaufe vollständig oder nahezu zusammenfallen. Sobald sich daher eine beträchtliche Verzögerung der Reflexzuckung gegen die Vergleichszuckung ergibt, wird dies auf Rechnung des Einflusses der Theile, in welchen die Reflexübertragung stattfindet, zu setzen sein; ebenso werden beträchtlichere Abweichungen in dem übrigen Verlauf der Zuckung, namentlich wenn sie sich mit einer gewissen Constanz wiederholen, hierauf bezogen werden müssen. Die

Fig. 1 zeigt nun in schematischer Darstellung die Versuchsanordnung für gleichseitige Reflexerregung. Die constante Kette K, deren Strom durch

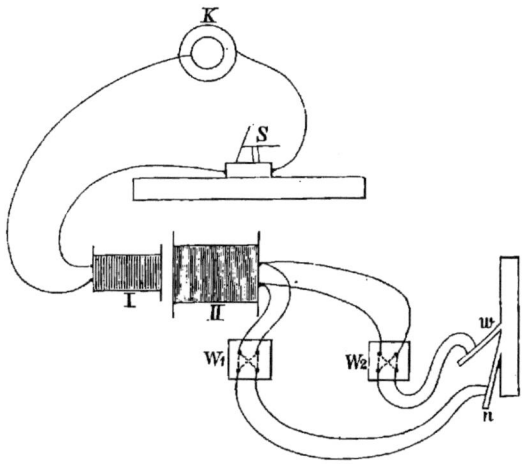

Fig. 1.

die primäre Spirale I der Inductionsvorrichtung geht, ist in solcher Verbindung mit dem Stromunterbrecher S (vgl. Abth. I S. 11), dass im Moment, wo der Daume des Pendels an S vorbeigeht, der Strom der Kette K unterbrochen wird. Hierdurch wird in der secundären Spirale II ein Oeffnungsinductionsschlag ausgelöst. Die Enden dieser Spirale stehen nun gleichzeitig mit zwei Rumkorff'schen Stromwendern W_1 und W_2 in Verbindung, von W_1 geht aber die weitere Verbindung zu dem an den nervus ischiadicus n angelegten Elektrodenpaar, von W_2 geht sie zur sensibeln Wurzel w derselben Seite. Bei einer ersten Pendelschwingung schliesst man nun den Stromwender W_1, während W_2 offen bleibt: jetzt erhält man die Zuckung durch Reizung des motorischen Nerven; bei einer zweiten Pendelschwingung schliesst man dagegen W_2, während W_1 offen bleibt, und man erhält die Reflexzuckung. Sollen, wie es in der Regel der Fall ist, motorischer und sensibler Reiz von verschiedener Stärke sein, so wird dies dadurch bewerkstelligt, das man bei jeder der beiden Reizungen die Spirale II in eine verschiedene Distanz von der Spirale I bringt. Was die motorische Reizung betrifft, so hat man sich zu hüten, dass dieselbe nicht so stark werde, um neben der directen motorischen auch noch eine Reflexerregung zu verursachen. Man erkennt dies immer an der Gestalt der ganzen Zuckungscurve, die sich leicht als eine aus der Superposition zweier Zuckungen hervorgegangene verräth. Unter normalen Verhältnissen kann man übrigens schon zu sehr starken Reizen greifen, ohne dass eine solche Superposition eintritt; es hat dies angenscheinlich

seinen Grund in dem später zu erörternden dämpfenden Einfluss der
Spinalganglien. Nur bei stärkerer Strychninwirkung kommt eine derartige
Superposition häufiger zur Beobachtung.

Bei den übrigen Formen der Reflexerregung, der Quererregung und
der Reflexleitung in der Höhenrichtung des Rückenmarks, dient im allgemeinen nicht die auf directe Reizung des motorischen Nerven eintretende
sondern eine ebenfalls durch Reflex - ausgelöste Zuckung als Vergleichszuckung. Die Quererregung wird also durch Vergleichung mit dem gleichseitigen Reflex, die Reflexleitung in der Höhenrichtung durch in verschiedener Höhe ausgelöste Reflexe bestimmt. Das experimentelle Verfahren
bleibt in allen diesen Fällen das nämliche wie oben, abgesehen davon
dass die beiden Elektrodenpaare in anderer Weise mit Nervenwurzeln oder
Nerven in Verbindung gesetzt werden. Ebenso bedürfen die Abänderungen,
die durch Anwendung von Schliessungsinductionsschlägen oder constanten
Strömen zur Reizung in den Verfahrungsweisen eintreten, keiner Be-
schreibung.

I. Gleichseitige Reflexerregung.

§. 7. Unter der gleichseitigen Reflexerregung schlechthin verstehen
wir immer diejenige, bei der auch in gleicher Höhe der Reflexreiz übertragen wird, die also zwischen zusammengehörigen sensibeln und motorischen Nervenwurzeln stattfindet. Die einfache gleichseitige Reflexerregung
eignet sich vor allem zur Untersuchung der allgemeinen Verhältnisse des
Reflexvorgangs und der Veränderungen desselben unter verschiedenen
Bedingungen. Hierhin gehören, wenn wir von den im zweiten Capitel zu
behandelnden Aenderungen der Reflexreizbarkeit absehen, namentlich die
Einflüsse, welche die Stärke der Reizung auf Eintritt und Verlauf der
Reflexzuckung äussert.

Die Reflexzuckung unterscheidet sich unter allen Umständen von der
durch directe Reizung des motorischen Nerven ausgelösten Vergleichszuckung in doppelter Hinsicht: sie tritt später ein, und sie ist von
längerer Dauer.

§. 8. Die Verspätung der Reflexzuckung gegen die Vergleichszuckung ist ihrer Grösse nach theils von der Stärke der Reflexreizung,
theils von der Stärke der directen motorischen Reizung abhängig. Erhält
man den Reflexreiz constant, während man den directen motorischen Reiz
immer mehr abnehmen lässt, so vermindert sich dabei der Zeitunterschied zwischen dem Anfang der Vergleichszuckung und der Reflexzuckung,
indem die latente Reizung der Vergleichszuckung mit der Verminderung
der Reizstärke an Dauer zunimmt. Erhält man dagegen den directen
motorischen Reiz constant, während der Reflexreiz immer mehr zunimmt,
so vermindert sich in der Regel ebenfalls jener Zeitunterschied. Im letz-

teren Fall ist aber die Abnahme eine viel geringere und zuweilen fehlt sie ganz.

Stuft man ferner die beiden Reize ab, dass Reflexzuckung und Vergleichszuckung in jedem einzelnen Versuch die gleiche Höhe besitzen, so wächst zwar mit der Abnahme der Zuckungshöhe die ganze Zeit der latenten Reizung. Dieses Wachsthum erfolgt aber, falls keine Veränderungen der Reizbarkeit eingetreten sind, für die Reflexzuckung und die Vergleichszuckung annähernd gleichmässig, so dass die Zeitdifferenz zwischen dem Eintritt beider Zuckungen entweder constant bleibt oder bald in positivem bald in negativem Sinne sich verändern kann, also bald grösser bald kleiner wird bei wachsender Zuckungshöhe, wobei jedoch diese Schwankungen der Zeitdifferenz immer sehr gering sind im Vergleich mit den Veränderungen, welche die ganze Dauer der latenten Reizung erfährt.

Wir wollen der Kürze halber die Zeit vom Moment der Reizung bis zum Beginn der Reflexzuckung die totale Latenz, ferner die Zeit, welche zwischen der Reizung des motorischen Nerven und der Zuckung seines Muskels verfliesst, die directe Latenz, und endlich den Zeitunterschied, der sich für den Beginn beider Zuckungen bei gleichem Moment der Reizung ergibt, die Reflexzeit nennen. In Fig. 2, wo während zwei auf einander folgender Schwingungen des Pendels der Froschmuskel zuerst bei directer Reizung des motorischen Nerven die

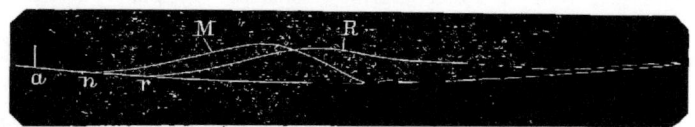

Fig. 2.

Zuckung M, dann bei Reizung der sensibeln Wurzel die Zuckung R gezeichnet hat, während beidemal die Reizung in dem durch den verticalen Strich bei a bezeichneten Moment erfolgte, entspricht demnach $a\ r$ der totalen, $a\ n$ der directen Latenz und $n\ r$ der Reflexzeit. Die Zeitstrecke $n\ r$ darf offenbar ganz auf Rechnung der Verzögerung der Leitung innerhalb des Rückenmarks gesetzt werden, da die Dauer der Fortpflanzung innerhalb der peripherischen Nervenfasern vom Punkte der sensibeln bis zu dem der motorischen Reizung so klein ist, dass sie bei der gewählten Geschwindigkeit des Pendels nicht mehr gemessen werden könnte, und da demnach auch angenommen werden darf, dass sich, sofern nur beide Zuckungen von genau gleicher Höhe sind, die Zeiten der directen Latenz in beiden Fällen nicht mehr unterscheiden würden. Aus diesem Grunde werden wir aber auch den Ausdruck Reflexzeit für die Zeitstrecke $n\ r$ nur in dem Fall wirklicher Gleichheit der Zuckungen wählen, wogegen wir dieselbe, wenn die Zuckungen nicht gleich sind, allgemein als

Differenzzeit bezeichnen wollen. Die Differenzzeit D wird aber stets betrachtet werden können als bestehend aus der Reflexzeit R und einer Grösse, welche dem Unterschied der zwei directen Latenzzeiten L und L^1 entspricht, wenn wir mit L die latente Reizung der Vergleichszuckung M und mit L^1 denjenigen Theil der Latenz der Reflexzuckung R bezeichnen, welcher von der Leitung in den peripherischen Nerven und der Uebergangszeit der Reizung auf den Muskel herrührte. Gemäss der Gleichung

$$D = R + (L - L^1)$$

wird nun D grösser als R gefunden werden in allen Fällen, wo $L > L^1$ ist und kleiner als R, wenn $L < L^1$ ist. Ersteres ist aber im allgemeinen dann der Fall, wenn die Reflexzuckung, letzteres, wenn die Vergleichszuckung stärker ist.

Gehen wir nun zunächst von solchen Beobachtungen aus, in denen beide Zuckungen von gleicher Höhe sind, so lässt sich das oben festgestellte Verhältniss folgendermassen formuliren: Mit der Zunahme der Reizstärke nimmt die totale Latenzzeit ab; diese Abnahme kommt aber vorzugsweise auf Rechnung der directen Latenz, während sich die Reflexzeit entweder wenig oder gar nicht oder selbst im umgekehrten Sinne verändert.

Die Figuren 3, 4 und 5 geben Beispiele dieses Verhaltens.

In Fig. 3. ist die Reflexzuckung während einer Reihe auf einander folgender Versuche annähernd constant erhalten, während die directe Nervenreizung von A bis D allmälig zunimmt. In Folge dessen sieht

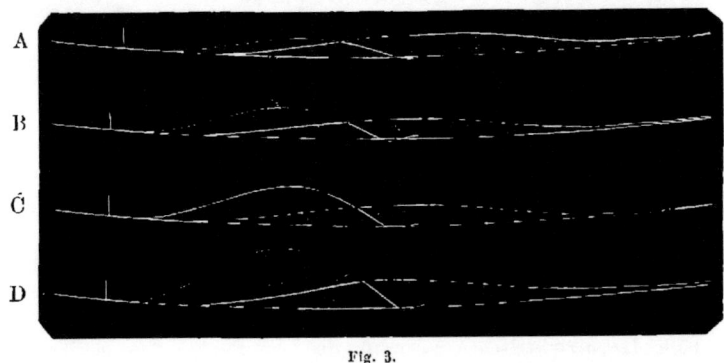

Fig. 3.

man die Differenzzeit wachsen: diese Zunahme kommt aber offenbar vorzugsweise auf Rechnung der directen Latenz der ersten Zuckung, welche sich mit dem Wachsthum der Erregung, namentlich beim Uebergang zu den stärkeren Zuckungen, merklich vermindert.

In Figur 4 ist die directe Zuckung annähernd constant erhalten, während die Reflexzuckung wächst. Hierbei ist übrigens zu bemerken, dass sich, so lange die Reflexerregbarkeit normal ist, selbst bei bedeutender Veränderung der Reizstärke die Höhe der Reflexzuckung viel weniger als die der directen Zuckung abstufen lässt. Die Zunahme der Reflexzuckung ist daher auch in A bis D der Fig. 4 geringer als die Zunahme der Ver-

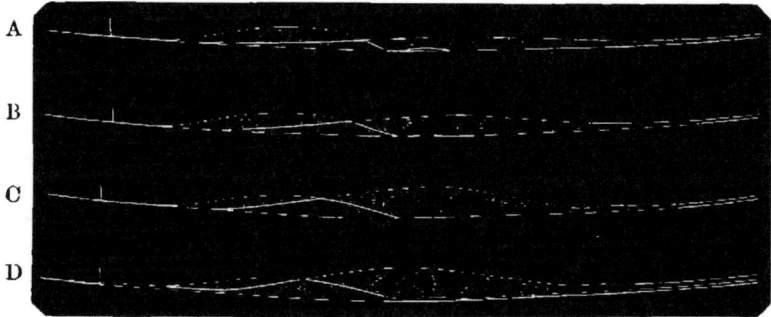

Fig. 4.

gleichszuckung in den parallelen Versuchen der Fig. 3. Die Differenzzeit ändert sich nun im vorliegenden Versuch im umgekehrten Sinne wie vorhin. Sie nimmt von A bis D allmälig ab. Diese Aenderung kommt aber hier auf Rechnung der totalen Latenzzeit, während die directe Latenz der Vergleichszuckung annähernd constant bleibt.

In dem Versuch der Fig. 5 endlich wurden die Reizstärken so abgestuft, dass die directe und die Reflexzuckung jedesmal von gleicher Höhe

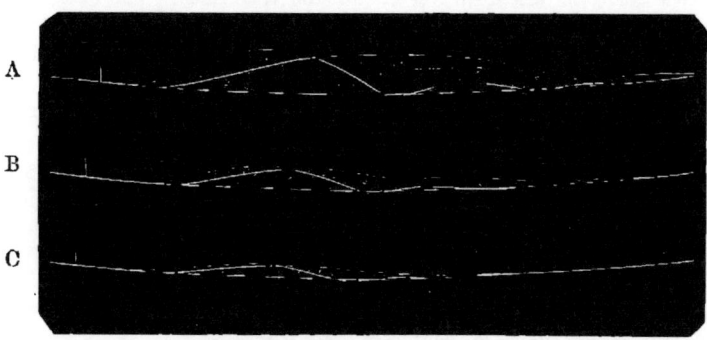

Fig. 5.

sind. Hier also wird die Differenzzeit nach den oben gegebenen Begriffsbestimmungen zur Reflexzeit. Man sieht ohne weiteres, dass die totale Latenzzeit ebenso wie die directe mit sinkender Zuckungshöhe zunimmt, so dass die Reflexzeit annähernd constant bleibt.

Dies verhält sich nun allerdings nicht immer so, sondern es kann die Reflexzeit mit der Abnahme der totalen Latenzzeit um minimale Grössen

ab- oder selbst zunehmen: immer aber sind, sobald man Reizstärken
wählt, welche die directe Zuckung und die Reflexzuckung gleich machen,
und so lange keine merklichen Schwankungen der Reflexreizbarkeit eintreten, die Veränderungen der Reflexzeit kleiner als diejenigen der directen
Latenz. Wo sich Abweichungen von dieser Regel finden, da dürften dieselben auf Veränderungen der Reflexreizbarkeit zurückzuführen sein, welche
die Latenzzeit des Reflexes in hohem Grade beeinflussen. Da die Ermüdung des Centralorgans, wie wir unten sehen werden, eine Zunahme
der Reflexzeit bewirkt, so kann man namentlich leicht, wenn man in einer
grösseren Versuchsreihe die Zuckungen nach ihrer Höhe ordnet, zu dem
irrthümlichen Resultate kommen, mit der Abnahme der Zuckungshöhe
wachse die Dauer der Reflexzeit. Weil nämlich mit der Ermüdung die
Zuckungshöhen abnehmen, so wird man bei der Zusammenstellung der
Versuchsergebnisse unter den schwächeren Zuckungen immer leicht eine
grössere Zahl solcher haben, die im Zustande der Ermüdung gezeichnet
sind. In der That wurde ich selbst hierdurch anfänglich veranlasst anzunehmen, dass, wie die directe Latenz, so auch die Reflexdauer mit ab-
nehmender Zuckungshöhe wachse. *) Erst als ich, auf den Einfluss der
Ermüdung aufmerksam geworden, nur solche Versuche zur Vergleichung
herbeizog, bei denen der Verlauf, namentlich die Dauer der Zuckungen
keine Aenderungen der Reizbarkeit erkennen liess, kam ich zu dem Resultat, dass, selbst bei bedeutenden Veränderungen der directen Latenzzeiten in Folge der Reizstärke, keine deutliche Veränderung der Reflexzeit nachweisbar ist. Während also die Zeit, welche die Erregung braucht,
um sich zuerst im sensibeln Nerven bis zum Rückenmark und dann wieder
von diesem zum Muskel fortzupflanzen, mit wachsender Reizstärke ziemlich
bedeutend abnimmt, bleibt die Uebergangszeit durch die centrale Substanz
annähernd constant.

Dieser geringen Veränderlichkeit der Reflexzeit entspricht noch eine
andere Eigenschaft, welche die Reflexreizung auszeichnet: sie besteht darin,
dass Veränderungen der Reizstärke die Höhe der Reflexzuckungen in viel
geringerem Grade als die Höhe der directen Zuckungen zu beeinflussen
pflegen. Hat man z. B. zufällig bei einer bestimmten nicht maximalen
Reizstärke eine directe Zuckung und eine Reflexzuckung erhalten, die von
gleicher Höhe sind, so bewirkt nun eine geringe Verstärkung des Reizes
schon eine Zunahme der directen Zuckung, während die Reflexzuckung
noch vollkommen unverändert bleibt. Bei Versuchen, bei denen die Reize
so abgestuft werden sollen, dass Gleichheit beider Zuckungen eintritt, muss
man daher auch die directen Reize durchweg viel weniger als die Reflexreize verändern.

---

*) Eine solche Angabe ist in eine vorläufige Mittheilung dieser Versuchs-
ergebnisse, welche sich in einem Aufsatze der englischen Zeitschrift „Mind"
findet (April 1876, p. 167), übergegangen.

Mit der langsameren Zunahme der Reflexzuckungen bei wachsender Reizstärke hängt endlich sichtlich auch die weitere Eigenschaft der Reflexe zusammen, dass man einer grösseren Stärke der Reize bedarf, um überhaupt Reflexzuckungen auszulösen, dass also bei ihnen — wenn es gestattet ist einen psycho-physischen Ausdruck auf das physiologische Gebiet zu übertragen — die Reizschwelle höher liegt als bei der directen Zuckung. Auch dies gilt übrigens nur so lange, als keine merklichen Veränderungen der Reizbarkeit eingetreten sind. Es muss bemerkt werden, dass schon die von uns angewandte Hülfsvergiftung eine solche Veränderung in gewissem Grade mit sich führt, wobei jedoch, wenn die Dosis des angewandten Giftes innerhalb der früher (S. 9) angegebenen Grenzen bleibt, die allgemeine Richtung des normalen Unterschieds zwischen directer und reflectorischer Reizung immer noch zur Geltung kommt. Eine ähnliche Veränderung kann aber ausserdem noch durch häufig wiederholte Reizungen herbeigeführt werden. Auf diese Modificationen der Reflexreizbarkeit, welche unter Umständen das gewöhnliche Verhalten in sein Gegentheil verkehren können, werden wir später zurückkommen. (Vgl. Cap. II.)

Fassen wir die Eigenschaften der einfachen gleichseitigen Reflexerregung, wie sie sich uns gegenüber der directen Nervenerregung bis dahin ergeben haben, zusammen, so bestehen dieselben hiernach in folgendem: 1) die normale Reflexerregbarkeit ist bedeutend kleiner als die directe Erregbarkeit der Nerven; es bedarf 2) grösserer Abstufungen der Reizstärke, um merkliche Unterschiede der Reflexzuckung zu erzeugen, und 3) bleibt die Reflexzeit bei wechselnder Grösse der Reflexerregung annähernd constant, während die directe Latenzzeit sich bei der Zunahme der Nervenerregung stetig vermindert.

§. 9. Zur Bestimmung der Grösse der Reflexzeit sind, wie aus den obigen Beobachtungen hervorgeht, nur solche Versuche zu gebrauchen, in denen die Vergleichszuckung und die Reflexzuckung von gleicher Höhe sind. Ueberträgt man dann die zwischen dem Beginn der beiden Zuckungen gelegene Abscissenlänge in den ihr entsprechenden Zeitwerth, so erhält man für die normale Grösse der Reflexzeit eine Dauer von 0,008 —0,015 Sec., während die totale Latenzzeit je nach der Stärke der Reizung zwischen 0,025 und 0,050 Sec. zu variiren pflegt. Uebrigens gilt jener Werth von 0,008—0,015 Sec. nur unter der Bedingung, dass die Reflexerregbarkeit keine bedeutenderen Veränderungen erfahren hat. Auf die durch die letzteren bedingten Abänderungen der Reflexzeit werden wir später zurückkommen.

§. 10. Weit mehr als die Reflexzeit kann selbstverständlich die Differenzzeit, d. h. die zwischen Vergleichszuckungen und Reflexzuckungen von ungleicher Stärke gelegene Zeitdauer, in ihrer Grösse variiren. Die möglichst grosse Differenzzeit erhält man, wenn eine maximale directe Erregung des Nerven mit einer minimalen Reflexerregung combinirt wird; dagegen wird diese Zeit ein Minimum, wenn man umgekehrt eine mini-

2*

male directe Erregung mit einer starken Reflexerregung verbindet. Wegen der geringen Unterschiede, welche die totale Latenz darbietet, wenn
die Stärke des Reizes über eine gewisse Grenze steigt, ist es jedoch, um
das Minimum der Differenzzeit zu erhalten, nicht gerade erforderlich, dass
die Reflexerregung eine maximale sei. Viel wesentlicher ist es, dass die
directe Erregung wirklich minimal sei. Denn es macht hier eine Ge-
setzmässigkeit in dem allmäligen Anwachsen der directen Latenzzeiten
sich geltend, welche auch sonst überall in den Versuchen zu bemerken ist.
Es wächst nämlich die directe Latenz keineswegs etwa proportional der
Verminderung der Zuckungshöhe, sondern anfänglich steigt dieselbe beim
Herabgehen der Zuckung unter ihr Maximum kaum merklich, um dann
bei der Annäherung an die Minimalzuckung plötzlich sehr bedeutend zu
werden.

Von den beiden Grenzwerthen, zwischen welchen sich die Differenzzeit bewegt, bietet hauptsächlich der untere einiges Interesse dar. Es
frägt sich nämlich, ob es, falls man die beiden Reizstärken so wählt, dass
die totale Latenz ein Minimum und die directe Latenz ein Maximum wird,
gelingt die Differenzzeit völlig zum Verschwinden zu bringen. Dies ist
nun in der That der Fall, wie ja ein solcher Erfolg nach den in Fig. 3
—5 über das Verhältniss der verschiedenen Latenzzeiten dargestellten Versuchen fast schon vorausgesagt werden könnte. Es muss aber allerdings,
wie dies beispielsweise der in Fig. 6 mitgetheilte Versuch zeigt, der di-

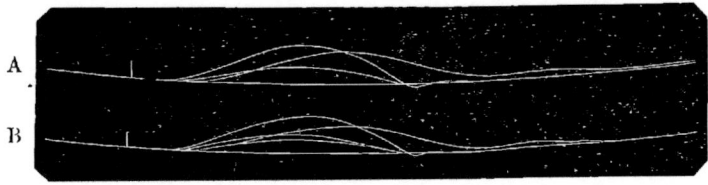

Fig. 6.

recte Nervenreiz eben an der Reizschwelle angelangt sein, wenn die Differenzzeit verschwinden soll. In Fig. 6 A ist die Reflexzuckung mit zwei
directen Zuckungen verglichen, von denen die zweite der Minimalerregung
schon sehr nahe kommt: immerhin ist hier noch eine sehr merkliche positive Differenzzeit vorhanden. In B sind ausser der Reflexzuckung drei
directe Zuckungen aufgezeichnet: hier sieht man bei der kleinsten, welche
einer wirklichen Minimalerregung entspricht, den Anfang der directen
Zuckung mit dem der Reflexzuckung zusammenfallen. Es lässt sich
erwarten, dass es in einzelnen Fällen auch gelingen werde, diese Grenze
noch zu überschreiten und einen negativen Werth der Differenzzeit zu
erhalten, wobei also die Reflexzuckung früher als die in einem entsprechenden Moment ausgelöste directe Zuckung beginnt. Doch tritt dieser
Fall nach meinen Beobachtungen nur höchst selten ein. Schon um die

Differenzzeit auf Null zu bringen, ist eine günstige Beschaffenheit der Präparate erforderlich. Noch viel seltener gelingt es sie in eine negative umzuwandeln; auch ist dann die Zeitdifferenz immer nur äusserst gering. Es liegt hier augenscheinlich ein analoger Fall vor wie bei jenen Versuchen über die Fortpflanzungsgeschwindigkeit in den motorischen Nervenfasern, wo entfernter vom Muskel ein stärkerer, näher demselben ein schwächerer Reiz einwirkte, und wo nun unter Umständen eine scheinbare negative Fortpflanzungsgeschwindigkeit beobachtet wurde, indem die weiter oben ausgelöste Reizung die untere nicht nur einholte, sondern selbst überholte (Abth. I S. 192). Ein solches Ueberholen kommt nun aber wie gesagt bei der Reflexreizung nur höchst selten vor; etwas häufiger gelingt es, die Fortpflanzungszeit der Erregung durch das Rückenmark scheinbar zum Verschwinden zu bringen. Dieser Unterschied von den Ergebnissen der Reizungsversuche an den peripherischen Nerven hat offenbar seinen Grund in der unter allen Umständen bedeutenden Leitungsverzögerung ·in der grauen Substanz, welche durch die˙ vergrösserte Leitungsgeschwindigkeit stärkerer Reizungen in den Nervenfasern nicht mehr compensirt werden kann.

Sobald die beiden durch Reflex und durch directe motorische Reizung ausgelösten Zuckungen gleiche oder auch nur nahezu gleiche Höhe haben, behält die Zeitdifferenz der latenten Reizungen stets eine sehr erhebliche Grösse, falls man unter dem Zuckungsmaximum bleibt oder mit der Stärke des Reizes die zur Herbeiführung desselben erforderliche Grenze nicht sehr überschreitet. Das Verhalten übermaximaler Reizungen aber habe ich im Allgemeinen nicht in das Bereich dieser Untersuchungen gezogen, theils weil die Behandlung der Nervenwurzeln mit starken Inductionsströmen aus den oben (S. 8) angedeuteten Gründen misslich ist, vor allem aber weil es zweifelhaft ist, ob ˙die Muskelzuckung in diesem Fall noch als ein Maass für die Stärke der im motorischen Nerven angewachsenen Erregung betrachtet werden kann. Es ist nämlich sehr wohl denkbar, dass das Erregungsmaximum des Nerven nicht mit dem Zuckungsmaximum des Muskels zusammenfällt, sondern erst bei höheren Graden der Reizung liegt, indem das Zuckungsmaximum möglicher Weise mit bestimmten physikalischen Eigenschaften der Muskelsubstanz zusammenhängt, die von dem Nerven ganz und gar unabhängig sind. Jenseits des Zuckungsmaximum haben wir also gar keinen Maassstab mehr, um zu entscheiden, ob die directe und die Reflexerregung wirklich einander an Grösse gleich seien oder nicht. Hierüber müssen wir aber wegen des bedeutenden Einflusses, welchen die Stärke der Reizung auf die Zeit der directen Latenz hat, nothwendig sicher sein, sobald wir· die Reflexzeit, d. h. den zur Uebertragung der Erregung im Rückenmark erforderlichen Zeitraum, bestimmen wollen. Sind dagegen diesseits des Zuckungsmaximum Reflex- und Vergleichszuckung einander gleich, so können wir mit grosser Wahrscheinlichkeit annehmen, dass in beiden Fällen auch die Zeiten der latenten

Reizung, soweit sie auf Rechnung der Fortpflanzungsgeschwindigkeit und der Uebertragung der Erregung auf den Muskel kommen, einander gleich sein werden, da die kleine Längendifferenz des Nerven bei beiden Versuchen nicht in Betracht kommt, insofern sie bei der gewählten Geschwindigkeit des Myographionpendels keinen erkennbaren Unterschied der Zuckungsanfänge bedingen würde.

§. 11. Nach der auf S. 4 angeführten Mittheilung von Rosenthal soll der Unterschied in der Zeit der latenten Reizungen zwischen directen Zuckungen und Reflexzuckungen auch dann verschwindend klein werden können, wenn beide Zuckungen maximale sind. Dies soll dann geschehen, wenn die beiden Reize die zur Hervorrufung maximaler Zuckungen erforderliche Stärke erheblich überschreiten. Diese Angabe zu bestätigen habe ich nicht Gelegenheit gehabt, da ich aus den vorhin angegebenen Gründen meine Versuche auf übermaximale Reizungen nicht ausdehnte. Aus der Beobachtung Rosenthal's würde folgen, dass bei übermaximalen Reizen die Reflexzeit plötzlich sehr schnell sich zu vermindern beginnt, während dieselbe, wir wir oben gefunden haben, diesseits des Zuckungsmaximum nahehin constant bleibt. Dagegen scheinen zu dem letzteren Resultat die Versuche von W. Stirling in naher Beziehung zu stehen. Dieser Beobachter fand nämlich bei seinen Untersuchungen über Reflexerregungen, die durch Summation in gleichen Intervallen einander folgender elektrischer Hautreize hervorgebracht wurden, dass bei schneller Reizfolge mit der Intensität der Reize zwar die Stärke der Reflexe, aber nicht wesentlich die Latenzzeit sich änderte, während die letztere bei einer mässigeren Reizfrequenz sehr bedeutend durch die Reizstärke beeinflusst wurde. *) Dieses Resultat würde unmittelbar mit dem unserigen vereinbar sein, sobald angenommen werden dürfte, dass bei einer sehr schnellen Reizfolge der intermittirende dem momentanen Reiz in seiner Wirkung mehr gleichkomme als bei einer mässigen oder langsamen Reizfolge. In der That steht nun aber diese Annahme, so auffallend sie auf den ersten Blick erscheinen möchte, mit andern Thatsachen in bester Uebereinstimmung. Schon bei meinen Versuchen über die Modification der Nerven durch kurz dauernde elektrische Ströme habe ich beobachtet, dass die Erhöhung der Erregbarkeit, welche durch wiederholte Reize hervorgebracht werden kann, nur zu Stande kommt, wenn die Intervalle der einzelnen Reize zwischen gewissen mässigen Zeitgrenzen gelegen sind. **) Wenn sich die Reize langsamer folgen, so bleibt die Summirung ihrer modificirenden Wirkungen aus. Wenn sie sich schneller folgen, so hat die positive Modification nicht Zeit sich zu entwickeln. In Stirling's Versuchen ist nun, da er sich stets der Summation der Reize bediente, im allgemeinen der Einfluss der Modification mit in Rechnung zu bringen.

---

*) a. a. O. S. 387 und Tabelle S. 384.
**) Reichert's und du Bois-Reymond's Archiv. 1859. S. 537.

Diese Modification trifft theils den Nerven theils aber und vor allem das Rückenmark selbst, welches, wie wir unten (in Cap. II) sehen werden, der modificirenden Einwirkung der Reize in hohem Grade zugänglich ist. Ebenso werden wir sehen, dass, so wenig veränderlich auch die Reflexzeit bei unveränderter Erregbarkeit des Rückenmarks ist, um so bedeutender die Veränderungen derselben werden, wenn durch irgend welche Einwirkungen die normale Reflexerregbarkeit alterirt worden ist. Sonach werden wir die bedeutenden Schwankungen der Latenz, welche Stirling bei grösseren Reizintervallen beobachtete, wesentlich auf die Modification der Reflexerregbarkeit beziehen dürfen, während eine solche bei sehr kleinen Reizintervallen geringer wird oder ganz hinwegfällt. Es bleibt hier nur der Einfluss der Ermüdung übrig, der aber von geringerem Belang ist und erst in länger fortgeführten Versuchen sich geltend macht.

§. 12. Ausser in Bezug auf die Verspätung ihres Eintritts unterscheidet sich die Reflexzuckung durch ihre längere Dauer. Das Verhältniss zwischen den beiden Zuckungen, der durch directe Reizung der motorischen Nerven und der durch Reflex ausgelösten, welches die Figuren 2, 3, 4 u. 5 (S. 16 u. 17) zeigen, wiederholt sich in allen Versuchen als ein durchaus constantes. Wir haben früher (Abth. I S. 178) gesehen, dass von zwei an Höhe gleichen Zuckungen, welche von zwei verschiedenen Punkten eines motorischen Nerven aus erregt werden, die am entfernteren Punkt ausgelöste sich ebenfalls nicht nur durch ihren verspäteten Eintritt, sondern auch durch ihre längere Dauer unterscheidet, indem die Distanz der Endpunkte der beiden Zuckungscurven stets erheblich grösser ist als die Distanz ihrer Anfangspunkte. Die Curven in Fig. 2 S. 15 unterscheiden sich nun im selben Sinne, aber in viel bedeutenderem Grade. Wir könnten uns sonach dieses Verhältniss der beiden Zuckungen auch dadurch entstanden denken, dass die längere durch Reizung einer sehr weit entfernten Strecke des nämlichen motorischen Nerven hervorgerufen würde. Mit andern Worten: der Einfluss, welchen die graue Substanz auf den Verlauf der Reizung ausübt, ist in Bezug auf den Verlauf der Zuckung der Wirkung einer sehr langen Nervenstrecke äquivalent.

Von W. Baxt ist zuerst bei Gelegenheit der Untersuchung der chemischen Hautreize die für diese specielle Reizform sehr wahrscheinliche Vermuthung aufgestellt worden, jeder chemische Reiz wirke nach der Art der tetanisirenden Reizung durch eine Reihe von Reizanstössen, welche durch die successiv an den Nerven herandringenden Partikeln des reizenden Stoffes ausgelöst werden. *) Es ist diese in der Natur der chemischen Reizung gelegene Summirung von Reizanstössen nebenbei bemerkt unseres Erachtens der Hauptgrund, wesshalb die so vielbenützte Türk'sche Methode zur Untersuchung der Reflexreizbarkeit, bei welcher man bekanntlich die

---

*) Arbeiten aus der physiol. Anstalt zu Leipzig. 1871, S. 87.

letztere durch die Zeit misst, die zwischen der Benetzung einer Hautstrecke
mit verdünnter Säure und der eintretenden Fluchtbewegung verfliesst, sehr
schwankende und unzuverlässige Resultate gibt. Denn bei jeder inter-
mittirenden Reizung kommt nicht bloss die Veränderung, welche der einzelne Reizimpuls bewirkt, sondern auch die modificirende Wirkung, die
sich natürlich bei der Wiederholung der Reize summirt, wesentlich in Betracht, wobei zu berücksichtigen ist, dass die modificirende Wirkung der Reize
je nach Jahreszeit und Beschaffenheit der Versuchsthiere ausserordentlich
grossen Veränderungen unterworfen ist. Die nämliche Vorstellung, welche
Baxt in Bezug auf die chemische Reizung entwickelt, hat nun in neuerer
Zeit W. Stirling auch auf die elektrische Reizung der sensibeln Nerven
übertragen. Ausgehend von der Thatsache, dass man unter gewöhnlichen
Verhältnissen bei Reizung der Haut oder eines sensibeln Nerven durch
einen elektrischen Stromstoss höchstens vereinzelte Reflexzuckungen erhält,
während solche längere Zeit hindurch mit Sicherheit hervorgerufen werden
können, wenn man wiederholte Stromstösse als Reize verwendet, hat Stirling den Satz aufgestellt, Reflexe könnten überhaupt nur durch wiederholte Anstösse der nervösen Centren ausgelöst werden. *) Nach diesem
Satze müsste in allen den Fällen, wo es dennoch gelingt durch einen
momentanen Reizanstoss, z. B. durch einen einzelnen Inductionsschlag,
einen Reflex auszulösen, die Sache so angesehen werden, dass der momentane Reiz dennoch einen länger dauernden Reizungszustand im Centralorgan hervorbringe. An und für sich wird nun diese Vorstellung durchaus als eine mögliche bezeichnet werden müssen, um so mehr, als bei
stärkeren Strychninvergiftungen ja der momentane Reiz einen dauernden
Tetanus erzeugt, der sich nur auf einen länger anhaltenden Reizungszustand zurückführen lässt. Hiermit ist aber zugleich das Kriterium bezeichnet, welches offenbar als entscheidend für jene Annahme angesehen
werden muss. Sind wirklich nur wiederholte Reizanstösse im Stande Reflexe auszulösen, so können diese niemals in der Form einfacher Zuckungen
sondern immer nur als mehr oder weniger lang dauernde tetanische Contractionen sich äussern. Dem widerspricht nun, wie ich glaube, durchaus die
Form der Zuckungscurven, welche man nach der Reizung einer sensibeln
Wurzel mit einem einzelnen Oeffnungsinductionsschlag erhält. Alle in
den bisherigen Figuren mitgetheilten Reflexzuckungen zeigen zwar eine
längere Dauer als die durch directe Nervenreizung gewonnenen Zuckungen,
in ihrem allgemeinen Verlauf unterscheiden sie sich aber durchaus nicht
von einer einfachen Zuckung. Ein längerer Verlauf, wie wir ihn hier
beobachten, kommt ja auch in Folge der Ermüdung vor, oder er wird
in geringerem Grade bei der Reizung einer dem Muskel entfernteren
Nervenstrecke beobachtet, ohne dass wir in diesen Fällen eine solche verlängerte Zuckung als einen Tetanus bezeichneten.

---

*) Berichte der kgl. sächs. Ges. der W. zu Leipzig. 1874, S. 439.

Man könnte denken, die Hülfsvergiftung mit minimalen Dosen von Strychnin möchte vielleicht die normale Reflexreizbarkeit verändern. Aber ich habe schon bemerkt, dass die Hülfsvergiftung zwar die Reflexreizbarkeit grösser und dauernder macht, aber, in den gehörigen Grenzen angewandt, den Verlauf der Zuckungen nicht in irgend merklicher Weise verändert. Zum Beleg dessen mögen in Fig 7 noch einige graphische Bei-

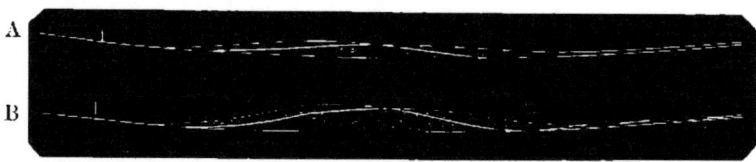

Fig. 7.

spiele angereiht werden, welche ohne Anwendung der Hülfsvergiftung gewonnen sind, und welche sich, wie man sieht, von den in Fig. 2 bis 6 dargestellten Curven nicht unterscheiden. Sie sind aber ganz in derselben Weise wie diese, die Reflexzuckung durch Reizung einer Ischiadicus-Wurzel, die Vergleichszuckung durch Reizung des gleichseitigen Ischiadicus-Stammes mit einem Oeffnungsinductionsschlag gewonnen worden. *)

Wenn ich hiernach behaupten muss, dass ein einzelner Reizanstoss unter Umständen ebensowohl eine Reflexzuckung wie eine directe Zuckung auslösen kann, so wird aber natürlich dadurch nicht aufgehoben was früher (Abth. I S. 42) über die Beziehung zwischen Zuckung und Tetanus im Allgemeinen gesagt wurde. Wir haben gesehen, dass eine scharfe Grenze zwischen Zuckung und Tetanus nicht immer sich ziehen lässt, indem mit weiter und weiter fortschreitender Verlängerung ihrer Dauer die erstere allmälig in den letzteren übergeht. Den Grund hierfür haben wir darin gefunden, dass selbst ein momentaner Reizanstoss stets einen länger andauernden Erregungsvorgang hervorruft, der die Dauer der Zuckung in der Regel weit übertrifft. In dieser Beziehung werden wir nun auch der Verlängerung der Reflexzuckung allerdings die Bedeutung zuerkennen müssen, dass dieselbe auf eine Erregungsdauer hinweist, welche diejenige der directen Nervenerregung übersteigt.

§. 13. Die beiden oben erörterten Eigenschaften der Reflexzuckung, verspäteter Eintritt und längere Dauer, stehen in naher Beziehung zu einander. Je mehr der Eintritt der Reflexzuckung sich verspätet, um so mehr pflegt auch die ganze Dauer derselben zuzunehmen. Reflexzuckungen von sehr verspätetem Eintritt haben daher immer zugleich einen tetanischen Verlauf. Dagegen ist das umgekehrte nicht immer der Fall, sondern es können Reflexe einen tetanischen Verlauf nehmen, ohne darum

---

*) Weitere Beispiele von Reflexzuckungen ohne vorherige Anwendung der Hülfsvergiftung werden unten noch mehrere folgen. (Vgl. Cap. II.)

später als in gewöhnlichen Fällen   beginnen. Hierbei kommt in Betracht, dass schon die normale Reflexzuckung durch ihre lange Dauer gewissermassen auf der Grenze steht zwischen Zuckung und Tetanus. Dieser tetanische Charakter der Reflexzuckung kann nun zunehmen, ohne dass nothwendig die Reflexleitung verzögert ist. Wo dagegen die Uebertragung der Erregung innerhalb der grauen Substanz ungewöhnlich lange Zeit in Anspruch nimmt, da wird auch immer die Dauer der Erregung mehr oder weniger erheblich verlängert.

§. 14. Auch zwischen dem Verlauf der durch directe motorische Reizung ausgelösten Zuckung und der Reflexzuckung bestehen bestimmte Beziehungen. Jene Form der directen Zuckung, die wir früher als die sthenische bezeichnet haben, und die durch raschen Eintritt und Verlauf gekennzeichnet wird, ist stets auch mit rasch entstehender und kurz dauernder Reflexzuckung verbunden. Bei asthenischem Verlauf der directen Zuckung dagegen ist sowohl die Reflexzeit wie die Dauer der Reflexzuckung grösser. Nur die Anfangsstadien der Wirkung des Strychnin und anderer Gifte können hiervon eine Ausnahme machen, indem dabei oft schon die Reflexzuckungen dem tetanischen Verlauf sich nähern, während die directen Zuckungen noch wenig oder gar nicht verändert sind. In Fig. 8 sind zwei Versuche neben einander gestellt, welche sowohl die

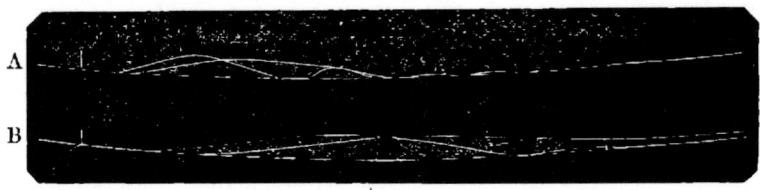

Fig. 8.

charakteristischen Unterschiede im Verlauf der Reflexzuckungen wie deren Beziehungen zu den directen Zuckungen deutlich erkennen lassen. Bei beiden Versuchen war die Geschwindigkeit des Pendels die nämliche, und der Verticalstrich, der den Moment der Reizung bezeichnet, entspricht in beiden dem nämlichen Punkte des Schwingungsbogens. In A sind beide Zuckungen von weit kürzerer Dauer als in B. Die Reflexzeit ist annähernd die nämliche, 0,0075—0,0112 Sec., in B ist sie um ein weniges grösser als in A. Viel grösser ist aber auch hier der Unterschied der totalen Latenzzeit, indem diese in A 0,027, in B 0,047 Sec. beträgt. Die Reflexzeit weicht also jedenfalls in sehr viel geringerem Grade ab als die directe Latenzzeit. Wir werden auf diese Unterschiede im Verlauf der Reflexzuckungen im nächsten Capitel zurückkommen, wo ihr Zusammenhang mit den Verhältnissen der Reflexreizbarkeit zu erörtern ist; dort werden wir dann auch noch stärkere Abweichungen kennen lernen, als sie unter den Bedingungen normaler Reizbarkeit, die bei den in Fig. 8 gezeichneten Curven obgewaltet haben, vorkommen.

§. 15. Unmittelbar mit einander vergleichbare Beobachtungen, wie sie etwa zu Fig. 3 und 4 und namentlich zu Fig. 5 verwendet worden sind, können, wie kaum hervorzuheben erforderlich sein wird, stets nur aus einer grösseren Zahl von Versuchen, in denen man probirend in verschiedener Richtung die Reizstärken abstuft, gewonnen werden. Zugleich ist zu berücksichtigen, dass weder die directe noch die reflectorische Reizbarkeit in der Zwischenzeit merkliche Aenderungen erfahren darf, da solche, wie sich schon aus den in §. 14 erörterten Verhältnissen erschliessen lässt, regelmässig sowohl den ganzen Verlauf der Zuckungen wie die Zeiträume, auf deren Messung es ankommt, verändern. Von grosser Wichtigkeit ist hierbei die Benützung lebender Präparate, bei denen allein die erforderliche Constanz der Erregbarkeit zu erlangen ist. Um nun aber eine Anschauung von dem Gang der Versuche selbst zu geben, will ich zum Schluss einige Versuchsprotocolle als Beispiele mittheilen. Bei den nachfolgenden Versuchen sind die Zuckungscurven vom Frosch auf berusstes Papier, das über eine Platte des Pendelmyographions gespannt war, gezeichnet und dann mittelst alkoholischer Mastixlösung fixirt worden *). Die sonst erforderlichen Versuchsnotizen lassen sich bequem auf den Rand des berussten Papiers aufzeichnen; sie werden dann mit fixirt. Aus den so gesammelten Versuchsreihen wurden die geeigneten ausgewählt und bei ihnen die Hauptelemente, Höhe und Länge der beiden Zuckungen, totale Latenzzeit und Reflexzeit u. s. w. gemessen. In den folgenden Tabellen ist nun in der 2ten und 3ten Columne die jedesmalige Entfernung der secundären von der primären Spirale des Inductionsapparates in Centimetern verzeichnet, in M bei der directen Reizung des Ischiadicus, in S bei der Reizung der sensibeln Wurzel. Reiz war in allen Fällen ein Oeffnungsinductionsschlag, und die mit der primären Spirale verbundene Kette bestand aus 2 Daniell'schen Elementen. Unter V steht die Höhe (h) und Länge (l) der Vergleichszuckung, unter R der Reflexzuckung. Lz bedeutet endlich die totale Latenzzeit, Rz die Reflexzeit. Die letzteren Maasse sind sämmtlich in Millimetern. Bei Lz und Rz ist die Umrechnung in Zeitgrössen nicht vorgenommen. Es genügt die Bemerkung, dass die Latenzzeiten sämmtlich in die Mitte des Schwingungsbogens verlegt sind, so dass die gemessenen Raumstrecken als annähernd proportional den Zeiten angenommen werden können. Die Umrechnung in Zeitgrössen lässt sich ausserdem leicht mittelst folgender Daten vornehmen: 1) 7,9 Millimeter Abscissenlänge entsprechen einem Winkelgrad. 2) Der Zeitwerth für einen Winkelgrad in der Mitte des Schwingungsbogens beträgt 0,023 Sec. 3) Für grössere Latenzen, die jedoch 4 Winkelgrade nicht übersteigen dürfen, erhält man die Zeiten mit hinreichender Annäherung, wenn man

---

*) Siehe Abth. I S. 11.

den mittleren Zeitwerth eines Grades zu 0,024 Sec. ansetzt. Diese Bestimmungen gelten in gleicher Weise auch für alle später mitzutheilenden Versuchsreihen. Die Länge der Reflexzuckungen kann im allgemeinen nur approximativ bestimmt werden, da dieselben in der Regel asymptotisch der Abscissenlinie sich anschliessen. Es ist daher l nur bis zur Stelle dieses asymptotischen Ueberganges gemessen worden.

Versuch I.

10. April. Frosch von 185 mm. Länge. Hülfsvergiftung am 6. April 0,02 Mgr., am 7. April 0,02 Mgr. salpeters. Strychnin unter die Haut injicirt. Wurzel und Nerv der linken Seite.

Nr.	M	S	V		R		Lz	Rz
			h	l	h	l		
1	18	14	5	39	2	68	17	11
2	19	14	2	35,5	2	68	17	7,3
3	18,5	12	2,5	44,5	4,8	76	17	5,5
4	18,5	10	2,3	49	3,8	65	17	8
5	18	10	3,4	50	3,8	65	17	9
6	18,15	16	2	41	3,2	73	17	10
7	18	18	2	42,2	4	77	16	8
8	17,8	18	5	41	4	77	16	9,2
9	17,8	20	2	48	3,8	72	18	10,5
10	18	18	2,5	45,5	2	64	22	15,5
11	10	18	9,5	43	2	64	22	13,5
12	18	10	2,2	46	3	70	22	11,5
13	20	16	2	50	1,5	65,5	22	15
14	20	10	2	49	2	65	22	14

Die Reflexerregbarkeit ist sehr gesunken. $^1/_4$ Stunde Pause, dann Fortsetzung des Versuchs.

Nr.	M	S	V		R		Lz	Rz
15	18	12	3	47	7	73	15	9
16	18	17,8	4,7	36	4,5	75	17	10,5
17	17,8	22	4,4	35,5	4,5	60	17	10
18	17,8	10	4,6	35	2,9	65	17	10
19	17,8	22	5	47	3	66	19	11
20	17,8	10	2,5	33	3	72	18	10
21	18,5	24	3,5	34	2,8	70	21	11
22	18,5	10	2,8	32	3,8	70	18	9
23	18	26	2,8	35	2,5	65	19	11
24	19	10	2,8	36	2,8	65	20	10
25	19	24	2,5	35	4,2	65	18	10
26	19	10	2,5	35	2,5	65	19	10
27	19	20	2,8	37	4,6	65	18	10

In diesem Versuch ist zu Anfang, wie es dem normalen Zustande entspricht, die Reflexreizbarkeit geringer als die directe Erregbarkeit; dann kehrt aber (ungefähr von Nr. 7 an), abgesehen von einer kleinen durch Erholung sich wieder ausgleichenden Schwankung (bei Nr. 14), das Verhältniss unter dem Einfluss der oft wiederholten Reizung sich um. Gegen Ende stellt sich ein Zustand ein, in welchem bei Reizen von sehr verschiedener Stärke die Reflexzuckung annähernd gleich hoch bleibt. Die Zeiten der Latenz sind während der ganzen Versuchsdauer ziemlich gross. Die totale Latenz zeigt ebenso wie die Reflexzeit eine sichtliche Zunahme in Folge der Ermüdung (Nr. 10—14 und Ende des Vers.); Erholung lässt die Latenzzeiten wieder auf kurze Zeit zunehmen (Nr. 15 u. f.).

Versuch II.

5. April. Frosch von 188 Mm. Länge. Am Tag zuvor 0,02 Mgr. salpeters. Strychnin, am Morgen des Versuchstages nochmals dieselbe Dosis. Wurzel und Nerv der linken Seite.

Nr.	M	S	V		R		Lz	Rz
			h	l	h	l		
1	21	25	6	37	5,6	75	11	4
2	22,5	30	5,5	.35	5	75	10	5
3	24	30	1,8	30	5	75	11	2
4	22,7	35	5	35	3,5	70	12	5
5	23	35	2	26	3,5	70	12	2
6	22,7	35	4,5	34	2,8	65	12	5
7	23	35	2,8	30	2,8	65	12	3,5
8.	23,5	40	2	30	2	48	13	4
Pause.								
9	22	20	5	35	5	70	10	4
10	21	15	6,5	35	5,5	65	12	3,5
11	23,5	33	1,5	30	1	40	15	5
12	15	15	6,8	40	8	64	10	3
13	12	20	8	45	8	53	10	3
14	21	30	5,5	35	5	55	12	5
15	21,4	40	6	35	4	40	12	6
16	21	40	2,5	32	4	40	12	3
17	15	35	7,8	44	7,8	45	10	3
18	18,5	40	5,8	35	5,8	39	12	3
19	12	15	8	45	9	50	11	4
20	15	15	8	39	6	45	10	3
21	12	12	8	42	7	45	11	4

In diesem Versuch ist in Folge der stärkeren Wirkung der Hülfsvergiftung die Reflexreizbarkeit von Anfang an grösser als die Erregbarkeit des motorischen Nerven. Die Latenzzeiten sind dagegen durchweg kleiner als im vorigen Versuch, und damit zusammenhängend zeigen die Zuckungscurven einen mehr sthenischen Verlauf, was sich an ihrer namentlich im Anfang geringeren Länge zu erkennen gibt.

Versuch III.

2. Juni. Frosch von 178 Mm. Länge. Am selben Morgen 75 Min. vor Beginn des Versuchs 0,002 Mgr. Strychnin, dann bei Beginn des Versuchs nochmals dieselbe Dosis. Wurzel und Nerv der linken Seite.

Nr.	M	S	V		R		Lz	Rz
			h	l	h	l		
1	40	40	9	45	2	45	10	6,5
2	56	30	3	24	2,8	37	10	2,5
3	53	30	1	15	2	34	—	2
4	52	30	2,5	21	3	29	10	2,5
5	52	25	1,5	30	1	24	12	3
6	53	30	2	20	2,5	34	10	3
7	54	38	1	24	2,5	35	9	1
8	55	26	1	20	3,5	33	9	0
9	56	25	1	19	3,3	34	9	0
10	57	25	2	25	4	46	9	1
11	58	25	1,5	20	4	35	8	1,5
12	30	25	11,5	40	4	35	8	3,5
13	58	45	2	23	2	27	10	3
14	59	46	1,5	20	2	30	10	1,5
15	60	25	1	20	4,3	30	10	0
16	60	25	1	20	4,5	30	9	0
17	50	25	7,3	35	4,5	30	9	4
18	60	25	1	19	2,6	29	9	1
19	61	24	1	17	3	25	9	—1,5
20	62	23	1	21	1,5	25	11	3
21	61	30	1	22	3,5	22	10	0
22	61	20	1,5	21	4	30	9	0

Die reflectorische Reizbarkeit war hier von Anfang bis zu Ende geringer als die directe. Die beiden Zuckungen zeigen in noch höherem Grade als im vorigen Fall den sthenischen Verlauf, und die Latenzzeiten sind klein. Die Versuchsreihe ist vorzugsweise unternommen, um die Minimalwerthe zu ermitteln, welche die Differenzzeit annehmen kann. Man sieht, dass dieselbe mehrmals, wenn die directe Reizung sehr schwach und die reflectorische stärker genommen wurde, auf Null sinkt, dass sie aber nur ein einziges Mal (bei Nr. 19) einen negativen Werth annimmt.

II. Quere Reflexerregung.

§. 16. Die Bezeichnung der queren Reflexerregung beschränken wir auf diejenige Reflexleitung, bei welcher die Uebertragung der Erregung von einer sensibeln Wurzel aus auf solche motorische Wurzeln der entgegengesetzten Seite stattfindet, die in gleicher Höhe mit der gereizten sensibeln Wurzel entspringen. Zur Untersuchung sind auch hier nicht nur vermöge ihrer Lage und ihrer Dimensionen sondern auch wegen der Leichtigkeit, mit der sich die Zuckungen der Schenkel zur Registrirung der Vorgänge verwenden lassen, die Nervenwurzeln der hintern Extremitäten vorzugsweise geeignet. Als Vergleichszuckung, an welcher Eintritt und Verlauf des untersuchten Reflexes gemessen werden, wählen wir aber in diesem Fall immer die gleichseitige Reflexzuckung, deren Beziehungen zur directen motorischen Erregung nun nach den obigen Ermittelungen als bekannt vorausgesetzt werden können. In den meisten Versuchen wurden die Reize, welche wieder in einfachen Oeffnungsinductionsschlägen bestehen, den einander gegenüber liegenden sensibeln Wurzeln des Ischadicus nach Eröffnung des Wirbelcanals zugeführt. Nur in wenigen Versuchen habe ich die beiden Armnerven gewählt. Letztere Versuche bieten allerdings den Vortheil, dass dabei der Wirbelcanal gar nicht geöffnet zu werden braucht. Da aber zugleich beide Erregungen von oben nach unten geleitet werden müssen, wodurch, wie wir später (IV) sehen werden, die Stärke der Reflexe bedeutend vermindert wird, so sind zu solchen Versuchen an den Armnerven stets etwas höhere Grade der Strychninwirkung erforderlich, indem die gewöhnlichen Dosen der Hülfsvergiftung nicht mehr ausreichen, um eine hinreichend dauernde Reflexempfindlichkeit von den genannten Nervenstämmen aus hervorzubringen. In geringerem Grade gilt dies sogar schon von der Quererregung in gleicher Höhe. Unvergiftete oder nur mit minimalen Mengen vergiftete Thiere geben sehr oft, während sie auf die Wurzel der nämlichen Seite kräftig ansprechen, bei Reizung der gegenüberliegenden Wurzeln entweder gar keine oder nur wenige, bald erlöschende Reflexe.

§. 17. Reizt man nun mit einem und demselben Inductionsschlag, dessen Stärke zureicht, um von beiden Seiten Reflex auszulösen, zuerst die eine und dann die andere der correspondirenden Wurzeln des Hüftnerven, so unterscheiden sich der Regel nach die beiden Zuckungen in folgenden Punkten: 1) man bedarf zur Quererregung grösserer Reizintensitäten, 2) die durch Quererregung ausgelöste Zuckung tritt später ein, sie ist 3) weniger hoch, dagegen ist sie 4) meistens länger gedehnt als die Reflexzuckung nach gleichseitiger Erregung. Nur wenn der quere Reflex verhältnissmässig sehr schwach ist, verschwindet die letztere Differenz wegen der im allgemeinen kürzeren Dauer schwacher Zuckungen.

Die Fig. 9 zeigt zunächst einen bei gleich starker Reizung der rechten und linken Ischiadicus - Wurzel ausgeführten Versuch. Rechts war die

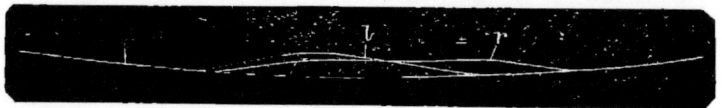

Fig. 9.

Unterextremität im Hüftgelenk exarticulirt, das linke Bein zeichnete also
die Zuckung auf. Hiernach entspricht die mit l bezeichnete erste Zuckung dem gleichseitigen, die mit r bezeichnete zweite dem quer geleiteten
Reflex. Das Beispiel ist so gewählt, dass beide Zuckungen sich trotz der
Gleichheit der Reizung möglichst wenig in Bezug auf ihre Höhe unterscheiden.

Die Fig. 10 stellt sodann drei unmittelbar nach einander ausgeführte
Versuche dar. Auch hier entspricht wieder l der gleichseitigen, r der ungleichseitigen Reflexerregung des nervus ischiadicus. In A und B war
die Entfernung der Inductionsspiralen für $l = 30$, für $r = 24$ Cm. In B
hat die ungleichseitige Reflexerregbarkeit zugenommen, so dass die Zuckung r merklich höher als l wurde, zugleich sieht man dann hier den

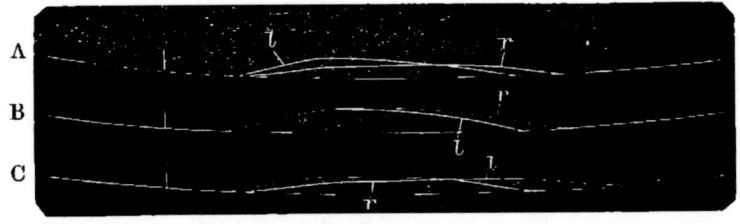

Fig. 10.

Unterschied der Latenzzeiten auf null sinken. In C sind endlich die Reiz-
stärken wieder so abgestuft, dass r und l gleiche Höhe erreichen ($l = 30$,
$r = 26$ Cm.). Hier sieht man abermals r gegen l verzögert. In allen drei
Fällen ist r von erheblich längerer Dauer.

Der in Fig. 10 B dargestellte Fall, dass beim Ueberwiegen der ungleichseitigen über die gleichseitige Reflexerregung die der ersteren entsprechende Zuckung nahehin im selben Momente beginnt, ist übrigens, so
lange, wie hier, die Differenzen der Zuckungshöhe unbedeutend sind, ein
sehr seltener. Meistens ist auch noch bei grösseren Unterschieden der
Zuckungshöhen der ungleichseitige gegen den gleichseitigen Reflex verspätet. So z. B. in Fig. 11, wo, nachdem längere Zeit die Reizbarkeit von

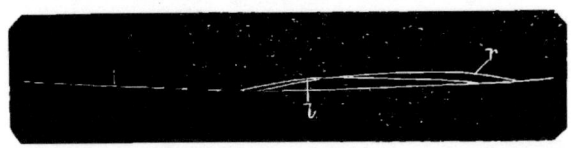

Fig. 11.

beiden Wurzeln aus den normalen Unterschied gezeigt hatte, sich das
Verhältniss umkehrte, so dass hier der ungleichseitigen Reflexerregung r
die höhere Zuckung bei gleicher Reizstärke entspricht (r und $l = 26$ Cm.).

Uebrigens sind bei gleicher Höhe der beiden Reflexzuckungen die Unterschiede ihrer latenten Reizungen nicht immer so gross wie in den in Fig. 9 dargestellten Fällen. Unter Umständen kann sich jener Zeitunterschied beträchtlich vermindern. Meistens wird dann zugleich der Unterschied in dem ganzen Verlauf der beiden Zuckungen unbedeutender. Namentlich also ist die ganze Dauer derselben nun von nahezu gleicher Grösse. Ein derartiges Beispiel zeigt Fig. 12, wo r wieder die ungleich-

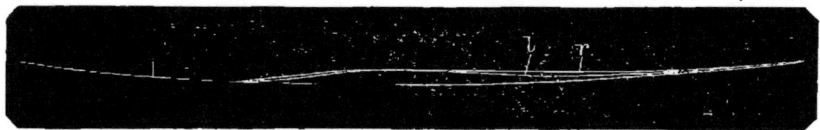

Fig. 12.

seitige, l die gleichseitige Reflexerregung bezeichnet. Ein bedeutender Unterschied der Reizbarkeit war aber auch in diesem Falle vorhanden: der ungleichseitige Reiz musste viel stärker genommen werden als der gleichseitige ($r = 28$, $l = 43$), um gleiche Zuckungshöhen zu erhalten.

§. 18. Wählt man statt der Ischiadicus-Wurzeln die beiden Armnerven zur Vergleichung der beiderseitigen Reflexerregungen, so bieten die Versuche einige Abweichungen dar, die aber zum Theil in den veränderten äusseren Versuchsbedingungen ihren Grund haben. Da man es hier zugleich mit einer Längsleitung der Reflexe zu thun hat, so ist es, um überhaupt mit hinreichender Sicherheit Zuckungen zu erhalten, in diesem Fall stets erforderlich die Hülfsvergiftung zu verstärken. Die beiden Zuckungen haben dann aber einen mehr oder weniger tetanischen Charakter, welcher die Unterschiede in dem Verlauf derselben unter Umständen vollständig verdecken kann. Nichts desto weniger bemerkt man, sobald nur die tetanischen Zuckungen nicht allzu lange dauern, dass zwischen dem Verlauf der gleichseitigen und der ungleichseitigen Reflexerregung die nämlichen Unterschiede wie oben bestehen: die durch ungleichseitigen Reflex ausgelöste Zuckung dauert nämlich länger. Ebenso ist der verspätete Eintritt dieser letzteren Zuckung fast immer zu beobachten. Allerdings aber sind in letzteren Beziehungen die Schwankungen grösser, als wenn man die Vergleichung zwischen den Wurzeln des Ischiadicus vornimmt, und es kommt häufiger vor, dass selbst bei gleicher Höhe der gleichseitigen und der ungleichseitigen Zuckung die Differenz der Latenzzeiten sehr klein oder sogar verschwindend klein wird. Immerhin lässt sich in grösseren Versuchsreihen niemals verkennen, dass das oben angebene Verhalten das durchaus vorwaltende ist.

Um dies zu veranschaulichen, theile ich in Fig. 13 eine Anzahl von Versuchen mit, die innerhalb einer grösseren Versuchsreihe unmittelbar in der Reihenfolge, in der sie hier abgebildet sind, ausgeführt wurden. Das Thier war im Laufe von 2 Stunden mit 0,11 Milligr. Strychnin vergiftet worden, die ihm in einzelnen Dosen von 0,02 bis 0,03 Mgr. unter die Haut injicirt wurden. *l* ist der gleichseitige, *r* der ungleichseitige Reflex. Die Reize bestanden in Oeffnungsinductionsschlägen. Unter der Zeichnung

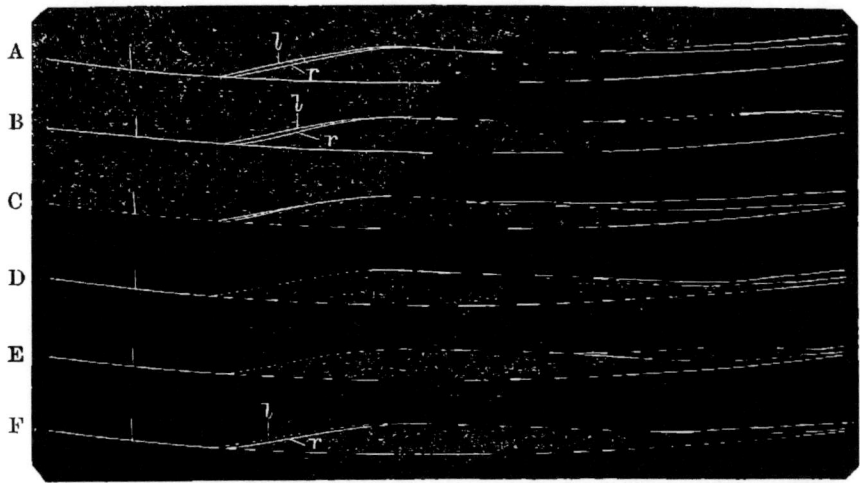

A (*l* 30, *r* 29), B (*l*, *r* 29), C (*l* 32, *r* 29), D (*l*, *r* 28), E (*l*, *r* 29), F (*l* 30, *r* 29,5).

Fig. 13.

sind die Entfernungen der Inductionsspiralen angegeben, bei denen in den einzelnen Versuchen die Reizungen stattfanden. In allen Versuchen ohne Ausnahme ist die tetanische Contraction *r* die gedehntere. In *A* und *B* ist der Eintritt von *r* deutlich verspätet; in *C* ist diese Verspätung nur noch minimal, in *D* und *E* verschwindet sie ganz, um dann in *F* wieder aufzutreten. Während demnach in einzelnen Versuchen, namentlich bei Reizen von relativ bedeutender Stärke, die Unterschiede der Latenzzeit verschwinden, bleiben die Differenzen in der Contractionsdauer auch hier bemerklich. Die Gleichheit der Zuckungshöhen, die man in dieser ganzen Versuchsreihe bemerkt, ist übrigens, wie wir sehen werden, ein Symptom, welches etwas stärkeren Strychninwirkungen in der Regel nachfolgt.

§. 19.. Die Zeit, welche die Uebertragung des Reflexes von der einen Hälfte des Rückenmarks auf die andere erfordert, oder, wie wir diese Zeit kurz bezeichnen können, die Dauer der Querleitung des Reflexes wird sich offenbar aus den hier mitgetheilten Versuchen annäherungsweise bestimmen lassen. Auch hier wird es aber wieder erforderlich sein, dass wir zu dieser Bestimmung nur solche Versuche auswählen, in denen die beiden Reflexzuckungen die gleiche Höhe erreichten. Nur in diesem Fall verschwinden nämlich die bedeutenderen Schwankungen, welche sonst in der Differenz der beiden Latenzzeiten zu bemerken sind, und welche wir augenscheinlich theils auf die verschiedene Geschwindigkeit der Leitung in den peripherischen Nerven und im Rückenmark theils aber sogar auf die mit der Stärke der Erregung wechselnde Latenzzeit des Muskels zurückführen müssen. Erst bei vorhandener Gleichheit der Zuckungen haben wir zureichenden Grund vorauszusetzen, dass diese Verschiedenheiten annähernd verschwinden, und dass daher nun die beobachtete Differenzzeit bloss auf Rechnung der Dauer der Querleitung zu setzen sei. Ueberdies wollen wir uns auf die Querleitung zwischen den beiderseitigen Ischiadicus-Wurzeln beschränken, wo jene minimale Hülfsvergiftung noch ausreicht, bei welcher Eintritt und Verlauf der Zuckungen das normale Verhalten darbieten. Die unter diesen Bedingungen bestimmte Querleitungszeit beträgt nun im Mittel etwa 0,0040 Sec. Sie schwankt zwischen 0,0030 und 0,0058 Sec. Hiernach beträgt die Dauer der Querleitung nur etwa die Hälfte der einfachen Reflexzeit, welche letztere wir in §. 9 zu 0,008—0,015 Sec. gefunden haben.

Wie bei der Reflexzeit, so lässt sich auch bei der Dauer der Querleitung keine bestimmte Abhängigkeit von der Stärke der Erregungen nachweisen. Namentlich ist mit der Zunahme der letzteren keine Abnahme der ersteren zu constatiren. Von grösserem Einflusse scheinen auch hier die Veränderungen der Erregbarkeit zu sein, indem sich mit der Ermüdung die Querleitung etwas zu verzögern pflegt.

Fassen wir demnach alle Veränderungen zusammen, welche durch die Querleitung in dem Vorgange der Erregung eintreten, so sind dieselben durchaus übereinstimmender Art mit jenen Veränderungen, welche schon die einfache Reflexleitung hervorbringt. In derselben Richtung, in welcher diese von der durch directe Reizung hervorgebrachten Erregung, unterscheidet sich wieder der auf dem Weg der Querleitung entstandene von dem einfachen oder gleichseitigen Reflexe. Verspäteter Eintritt und verlängerte Dauer der Zuckung sind in beiden Fällen die Hauptdifferenzen. Nur unterscheidet sich in beiden Beziehungen der ungleichseitige von dem gleichseitigen Reflex weniger, als dieser von der directen Erregung des motorischen Nerven.

§. 20. Wir fügen nun den oben mitgetheilten graphischen Beispielen noch einige vollständige Versuchsreihen mit Angabe der numerischen Werthe, die durch Ausmessung der Zuckungscurven gewonnen wurden, bei. Unter R sind die Dimensionen, Höhe (h) und Länge (l), der durch gleichseitige Reizung erregten Reflexzuckung, unter Q die nämlichen Elemente der durch ungleichseitige Erregung ausgelösten Zuckung verzeichnet. Sr und Sq bedeuten die Stellungen der Inductionsspiralen in beiden Fällen, Sr bei der Reizung R, Sq bei Q. Unter Lz ist die der totalen Latenzzeit, unter Qz die der Differenz der beiden Latenzen entsprechende Abscissenlänge in Mm. verzeichnet.

Versuch I.

9. Mai. Frosch von 210 Mm. Länge. Ischiadicus-Wurzeln beider Seiten. Links Vergleichsreizung (R), rechts Hauptreizung (Q). 11 h Hülfsvergiftung mit 0,04 Mgr. salpeters. Strychnin. 12 h Beginn des Versuchs. Oeffnungsinductionsschläge aufsteigend.

Nr.	Sr	Sq	R		Q		Lz	Qz
			h	l	h	l		
1	30	24	2,5	38	1,5	43	14	3
2	30	24	3	35	3	42	14	1
3	30	24	2	42	3,5	55	12	0
4	30	26	2	42	2	52	14	2
5	30	25	2	36	2,6	45	13	0
6	25	25	4	50	2,5	54	15˙	2
7	23	23	5	60	6,2	65	10,5	0,5
8	24	24	4	50	4,5	55	11	0,5
9	26	26	4	65	3	65	11	1
10	27	27	3,5	42	2,5	44	13	2
11	28	27	3,5	43	1,5	45	16	6

Stromesrichtung umgekehrt. Oeffnungsinductionsschläge absteigend.

| 12 | 36 | 28 | 3,4 | 45 | 5 | 60 | 14 | —2 |

Bei Sq = 29 wird Q = 0.

| 13 | 36 | 28 | 2 | 41 | 1 | 49 | 18 | 4 |

Nach einer Pause.

| 14 | 28 | 28 | 3,5 | 50 | 3,5 | 54 | 15 | 2 |
| 15 | 29 | 28 | 4 | 46 | 2,5 | 49 | 15 | 3 |

Kurze Pause.

| 16 | 28 | 28 | 4,5 | 60 | 4 | 60 | 10 | 0 |
| 17 | 31 | 27 | 3 | 43 | 5 | 54 | 12 | 0 |

Strom wieder umgekehrt; Oeffnungsinductionsschläge aufsteigend.

| 18 | 30 | 26,5 | 3 | 40 | 2,5 | 54 | 14 | 2 |

Versuch II.

5. Mai. Frosch von 169 Mm. Länge. Ischiadicus-Wurzeln. Links Vergleichsreizung, rechts Hauptreizung. 9 h 45' 0,05 Mgr., 10 h 30' 0,04 Mgr. salpeters. Strychnin, dann Beginn des Versuchs. Oeffnungsinductionsschläge aufsteigend.

Nr.	Sr	Sq	R		Q		Lz	Qz
			h	l	h	l		
1	36	26	2	62	3	62	17	0,5
2	35	26	4	62	6	75	11	1,5
3	35	27	6	80	2,5	62	15	3

Nr.	Sr	Sq	R		Q		Lz	Qz
			h	l	h	l		
4	36	26	6,5	tet.	6,5	tet.	12	1
5	38	27	7	„	7	„	12	1
6	43	28	2	70	2	71	16	2
7	44	26	8	tet.	8	tet.	11	1
8	30	30	6	70	4	60	14	4
9	50	34	3,5	60	4	70	12	1
10	51	32	5	45	4	44	15	3
11	50	31	6,5	48	6,5	48	13	2
12	48	30	1	44	1	44	12	3
13	45	30,5	1,6	tet.	2,5	tet.	19	4
14	40	29	6	tet.	3	tet.	17	2
15	30	25	8	61	8	61	11	1
16	25	25	7	54	7	54	10	1

Versuch III.

9. Juni. Frosch von 184 Mm. Länge. 9 h 30' 0,03 Mgr. salpeters. Strychnin, 11 h 15 nochmals dieselbe Dosis. Die Armnerven beider Seiten; rechts Hauptversuch, links Vergleichsversuch. Die Strychninwirkung relativ bedeutend, fast alle Zuckungen tetanisch. Oeffnungsinductionsschläge aufsteigend.

Nr.	Sr	Sq	R		Q		Lz	Qz
			h	l	h	l		
1	40	40	9	tet.	9	tet.	6,5	1
2	45	45	9		7,5		9,5	2
3	50	43	10		9		9	2
4	55	40	9		10		8	—1
5	58	46	10		10		15	3
6	56	40	8,8	„	8,5	„	9	1

Spontaner Tetanus. Einige Zeit nach Beendigung desselben:

Nr.	Sr	Sq	R		Q		Lz	Qz
7	40	40	8	85	8	tet.	8	1
8	30	30	7	100	7	tet.	11	0,5
9	40	40	7	95	7	tet.	12	0,5

III. Reflexleitung in der Höhenrichtung des Rückenmarks.

§. 21. Zur Untersuchung der Reflexleitung in der Höhenrichtung des Rückenmarks müssen wir solche Reflexzuckungen vergleichen, die durch Reizung sensibler Nervenwurzeln entstehen, welche auf einer und derselben Seite, aber in verschiedener Höhe in das Rückenmark eintreten. Hier-

durch wird, da überdies die Eintrittsstellen möglichst entfernt von einander gewählt werden müssen, unsere Aufgabe schon eine völlig bestimmte.
Es kann nämlich hier nur um die Wurzeln des Hüft- und des Armnerven
sich handeln. Wegen der Kürze der Brachialiswurzeln können aber nicht
die sensibeln Wurzeln selbst, sondern es müssen die Nervenstämme für die
Application der Reize gewählt werden, und zwar muss dies nicht nur beim
Armnerven sondern auch beim Hüftnerven geschehen, um beide unter möglichst gleichen Bedingungen der Reizbarkeit zu untersuchen. Im entgegengesetzten Falle würde die eine Reizung diesseits, die andere jenseits der
Spinalganglien einwirken, ein Unterschied, der, wie wir unten sehen
werden, an und für sich schon auf das Resultat von wichtigem Einflusse
ist. Durch diese Beschränkung auf die Nervenstämme sind wir aber
ausserdem auch noch darauf angewiesen, auf der den registrirenden Muskeln
entgegengesetzten Seite die Reflexe auszulösen, weil nur auf dieser
der Hüftnerv durchschnitten und isolirt werden kann, ohne dass die ganze
Reflexleitung unterbrochen wird. Die Versuchsanordnung besteht also
darin, dass man, wenn das linke Bein des Frosches mit dem Zeichenhebel
belastet ist, auf der rechten Seite sowohl den Ischiadicus wie den Brachialis.
nach seiner peripherischen Ausbreitung hin durchschneidet und isolirt und
das Ende eines jeden dieser Nerven über ein Elektrodenpaar breitet.
Es werden dann die successiv in entsprechenden Zeitmomenten der Pendelschwingung ausgelösten Reflexzuckungen mit einander verglichen. In der
Regel ist es bei diesen Versuchen nöthig, Strychninmengen' anzuwenden,
die etwas über die gewöhnliche Minimaldosis der Hülfsvergiftung hinaus-
gehen, weil sonst namentlich der Armnerv keine hinreichend sicheren Reflexe giebt. Aus diesem Grunde haben dann aber auch die ausgelösten
Zuckungen insgemein einen tetanischen Verlauf.

§. 22. Der gewöhnliche Unterschied zwischen der in gleicher Höhe
mit den reagirenden Muskeln und der höher oben erregten Reflexzuckung
ist nun derselbe wie zwischen der gleichseitigen und der queren Erregung:
der Reflex auf Reizung des Armnerven tritt später ein, und er bedarf
stärkerer Reize. Stuft man diese so ab, dass die beiden Zuckungen von
gleicher Höhe werden, so erhält man in der Regel solche Zuckungscurven,
wie sie die Fig. 14 A an einem Beispiele zeigt, wo u der vom Hüftnerven,
o der vom Armnerven ausgelöste Reflex ist. Die Unterschiede der
Zuckungscurven gleichen hier vollständig denjenigen, die man bei gleich-
und ungleichseitigen Reflexen antrifft. Die hoch oben ausgelöste Reflex-

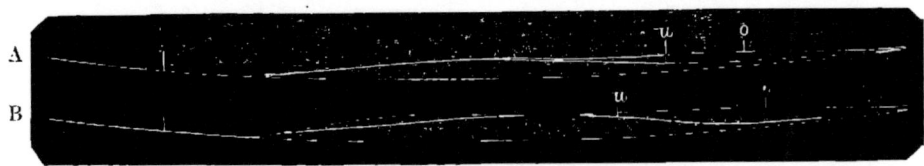

Fig. 14.

zuckung tritt später ein, aber sie ist von längerer Dauer. Dieser Unterschied der Dauer macht sich auch dann noch geltend, wenn die Zuckung u die stärkere ist, wie z. B. in dem vom selben Präparat unmittelbar nach dem vorigen erhaltenen Versuch B. Die Differenzzeit ist in diesem Falle gleich null geworden. Die Verschiedenheit der Reizbarkeit verräth sich darin, dass zur Auslösung annähernd gleich hoher Zuckungen sehr verschiedene Rollenentfernungen des Inductionsapparats gewählt werden müssen. Im Versuch A waren dieselben für $u = 54$, für $o = 30$, im Versuch B für $u = 54$, für $o = 29$.

Hieraus lässt sich schliessen, dass die Höhenleitung der Reflexe noch mehr erschwert ist als die Querleitung, daher 1) die Reflexerregbarkeit der oberen Wurzel kleiner ist und 2) der Eintritt des oben ausgelösten Reflexes verspätet wird gegenüber der in gleicher Höhe stattfindenden Querleitung; dazu kommt aber in der Regel 3) der längere Verlauf der verspäteten Zuckung, als eine Erscheinung, welche wir bereits überall wahrgenommen haben, wo die Fortpflanzung einer Erregung sich verspätet.

§. 23. Die Grösse der hier aufgeführten Unterschiede ist nun aber im Ganzen beträchtlicheren Schwankungen unterworfen, als es bei den früher dargestellten Erscheinungen der Fall war. So kann namentlich die Differenz der latenten Reizungen auf das Doppelte und mehr des in Fig. 14 gefundenen Werthes anwachsen, oder sie kann umgekehrt auf unmerkliche Distanzen herabsinken, oder selbst negative Werthe annehmen, indem die obere Reflexzuckung früher als die untere eintritt. Und zwar geschieht letzteres nicht nur, wenn, wie in den früheren Fällen, etwa die Zuckung u eine minimale und die Zuckung o eine maximale ist, sondern, in freilich seltenen Fällen, selbst dann, wenn beide Zuckungen von gleicher Grösse sind. Ein Wachsen der Zwischenzeit im positiven Sinne wird auch hier als Folge der Ermüdung sowie der Einwirkung des Strychnin und anderer reflexerhöhender Gifte beobachtet. Eine Abnahme oder ein Negativwerden derselben ist dagegen regelmässig mit einer andern Abweichung verbunden. Man findet nämlich dabei stets, dass nicht, wie gewöhnlich, die Reizbarkeit des unteren Nerven grösser als die des oberen, sondern dass umgekehrt die des oberen grösser als die des unteren ist. Es liegt dann also nicht nur die Reizschwelle des Reflexes für den Ischiadicus höher als für den Brachialis, sondern es muss auch, wenn gleich hohe Zuckungen ausgelöst werden sollen, auf den ersteren der stärkere Inductionsschlag einwirken. Diese Verhältnisse machen es wahrscheinlich, dass man es hier mit Abweichungen zu thun hat, welche von einer verschieden intensiven Wirkung des reflexerhöhenden Giftes auf die verschiedenen Theile des Rückenmarks herrühren. Es machen aber offenbar bei den vorliegenden Versuchen desshalb grössere Störungen sich geltend, weil man bei ihnen, um eine zureichende Reizbarkeit der Nervenstämme zu erhalten, meistens genöthigt ist, über die erlaubte Grenze der Hülfsvergiftung zu steigen.

Die gewöhnliche Abweichung von dem normalen Verhalten, welches mit dem Eintritt stärkerer Strychninwirkungen sich einzustellen pflegt, be-

steht darin, dass entweder die Unterschiede der Reizbarkeit des oberen
und unteren Nerven ganz schwinden, oder dass dieselben zwar im bisherigen
Sinne fortbestehen, dass aber bei dem Rollenabstand, wo überhaupt
Zuckung eintritt, diese sogleich als eine tetanische Maximalerregung sich
geltend macht. Damit hört selbstverständlich auch der Unterschied in dem
Verlauf der Zuckungen u und o völlig auf; nicht selten, wo überhaupt
noch ein Unterschied zu bemerken ist, zeigt derselbe die entgegengesetzte
Richtung, d. h. die Zuckung u ist die länger dauernde. Diese Aus-
gleichung der Reizbarkeitsunterschiede des oberen und unteren Nerven ist
aber nicht etwa mit einem Verschwinden der Latenzunterschiede verbunden,
sondern diese sind in der gewöhnlichen Richtung und sogar in verstärktem
Grade vorhanden. Ja in dem Maasse als die Strychninwirkung steigt und
beide Zuckungen in einen gleichmässigen Tetanus übergehen, pflegt die
Zeit zwischen dem Eintritt von u und o zu wachsen, so dass die letztere
Zuckung mehr und mehr sich verspätet. Dieses Verhalten zeigen die drei
Curven A, B und C Fig. 15, die aus einer grösseren durchaus gleichmässig verlaufenden Versuchsreihe herausgegriffen sind. A liegt im Beginn, B in der Mitte und C am Ende der Reihe. Der Rollenabstand be-
trug bei A 28, bei B 32, bei C 36 Ctm., die einverleibte Strychninmenge

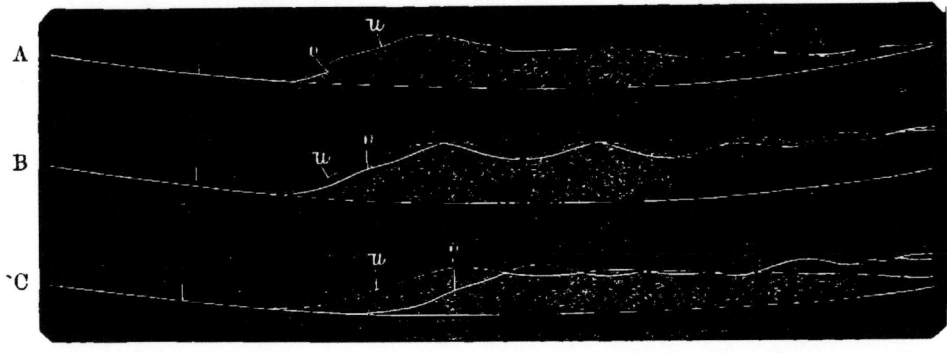

Fig. 15.

0,08 Mgr. in halbstündigen Gaben von je 0,02 Mgr. Man sieht, wie hier
mit dem Wachsen der Reflexerregbarkeit nicht nur die Zeit der totalen
Latenz sondern auch die Differenzzeit beider Reflexe, und zwar in dem
der normalen Differenz entsprechenden positiven Sinne, enorm zunimmt.

Eine regelmässige Folge der Strychninwirkung besteht, wie wir in
Cap. II noch sehen werden, darin, dass starke und schwache Reize einen
Tetanus von gleicher Intensität hervorbringen, wobei aber die Zeit der
latenten Reizung sogar in verstärktem Grade den charakteristischen Unter-
schied zeigt, bei schwacher Reizung länger als bei stärkerer anzudauern.
In diesem Stadium der Strychninwirkung gelingt es denn auch nicht selten,

die Latenzdifferenz bei gleicher Zuckungshöhe auf null zu bringen oder
selbst negative Werthe annehmen zu lassen: man braucht zu diesem Zweck
nur die Zuckung u, um ihre Latenz zu verlängern, durch einen schwachen,
und die Zuckung o, um ihre Latenz zu verkürzen, durch einen starken
Reiz auszulösen. Die Fig. 16 stellt einen Versuch dieser Art dar. In B

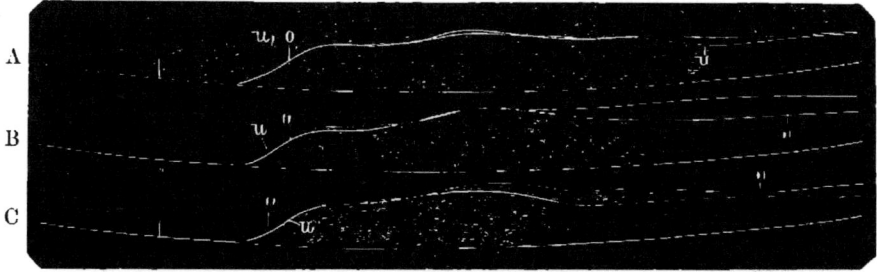

Fig. 16.

waren beide Reize gleich stark (Rollenabstand = 30): man sieht hier das
normale Verhältniss, u merklich vor o beginnend. In A wurde u durch
einen schwachen Reiz (Rollenabst. = 59), o durch den nämlichen starken
Reiz wie vorhin (= 30) ausgelöst; die Differenzzeit ist hier gleich null geworden. In C endlich wurde für u der nämliche schwache Reiz wie vorhin (= 59), für o ein noch stärkerer Reiz (= 26) gewählt: hier ist die
Differenzzeit negativ, o beginnt früher als u. Es ist übrigens bemerkenswerth, dass sich die Stärke der Reizungen, wenn auch nicht in der Teta-
nushöhe, so doch im weiteren Verlauf des Tetanus verräth. In B sinkt
o, in A dagegen sinkt u mehr von seiner anfänglichen Höhe; in C, wo
der Reiz o relativ am stärksten ist, erhebt sich die Curve sogar da erst,
wo u bereits zu sinken beginnt, zu ihrer Maximalhöhe.

§. 24. Die Strecke von der Eintrittsstelle der Brachialiswurzeln bis
zu derjenigen der Ischiadicuswurzeln in das Rückenmark entspricht nahezu
der Totallänge dieses Centralorgans. Die Zeit, welche eine Erregung
braucht, um im Mark von der ersten bis zur zweiten Stelle sich fortzupflanzen, wird daher auch nahezu der D a u e r d e r L ä n g s l e i t u n g entsprechen, wenn wir unter dieser die Leitung in der g a n z e n Länge des
Rückenmarks verstehen. Um nun bei der Ermittelung der Längsleitung
die sonst noch in Betracht kommenden Zeitgrössen zu eliminiren, werden
wir im allgemeinen nach dem in §. 13 für die Bestimmung der Querleitung entwickelten Princip verfahren müssen. Wir werden auch hier nur
in solchen Fällen die Zeit der Fortpflanzung in den peripherischen Nerven
in den zwei verglichenen Beobachtungen als gleich ansehen dürfen, wenn
gleiche Zuckungshöhen vorhanden sind. Aber selbst dann wird die Ver-
gleichbarkeit nicht unter allen Umständen hergestellt sein, wie die vor-
läufig mitgetheilten Beobachtungen über die Wirkung stärkerer Strychnin-

gaben darthun. Da diese letzteren, wie aus den in Fig. 15 und 16 dargestellten Versuchen hervorgeht, augenscheinlich nicht nur bedeutende Veränderungen der Leitungsgeschwindigkeit innerhalb des Centralorgans hervorbringen, sondern auch für starke und schwache Reize grössere Verschiedenheiten der Leitung, als sie gewöhnlich bestehen, mit sich führen,
so werden wir zu dem Versuch einer annähernden Bestimmung jener Dauer
der Längsleitung nur solche Beobachtungen verwenden dürfen, in denen
es gelang, von den oberen und von den unteren Nerven aus auch bei
jenen mässigen Graden der Hülfsvergiftung, bei denen die totale Latenzzeit keine merkliche Verlängerung zeigt, hinreichend constante Reflexe zu
erhalten. Wo nämlich die totale Latenzzeit von ihrem normalen Verhalten
nicht abweicht, da werden wir auch erwarten dürfen, dass die zu messende
Differenzzeit keine erheblichen Abweichungen zeige. Diese Differenzzeit
wird aber wiederum aus den angegebenen Gründen und bei völliger Gleichheit der beiden Zuckungen u und o der gesuchten Dauer der Längsleitung
gleichgesetzt werden dürfen.

Die unter diesen Bedingungen bestimmte Zeitdauer ist nun jedenfalls nicht grösser als die in §. 19 angegebene Dauer der Querleitung;
sie erreicht also wahrscheinlich das Mittel von 0,0040 Sec. nicht ganz. Da
nun aber die Länge des Rückenmarks den Querdurchmesser desselben bedeutend übertrifft, so folgt hieraus unmittelbar, dass die Querleitung
der Reflexe relativ viel mehr als deren Längsleitung verzögert wird. Während die Verzögerung der Querleitung so bedeutend
ist, dass sie als äquivalent der Interpolation einer Nervenstrecke von der
Länge vieler Centimeter betrachtet werden kann, würde die Längsleitung
durch einen peripherischen Nerven von einer dem Rückenmark gleichen
Länge nicht weniger als durch das Centralorgan selbst verzögert werden.
(Vergl. die Curven A in Fig. 14.) Die Dauer der Längsleitung im
Rückenmark zeigt also mit einem Worte keinen nachweisbaren Unterschied von der Fortpflanzungsdauer im peripherischen Nerven. Dies wird
aber allerdings, wie aus den oben mitgetheilten Versuchen hervorgeht,
wesentlich anders, wenn durch reflexerhöhende Gifte oder andere ähnliche
Einwirkungen die Erregbarkeit des Centralorgans wesentlich verändert ist.
Auf die in diesem Fall hervortretenden Erscheinungen werden wir im
nächsten Capitel, namentlich bei der Besprechung der Strychninwirkung,
zurückkommen.

§. 25. In den folgenden Beispielen, welche den Gang der zu den
obigen Schlussfolgerungen benützten Versuchsreihen erläutern sollen, bezeichnen Ru und Ro die unten (am Ischiadicus) und die oben (am
Brachialis) ausgelöste Reflexzuckung, Su und So sind die entsprechenden
Rollenabstände des Inductionsapparats. Lz ist wieder die totale Latenz,
Dz die Differenzzeit in der Latenz beider Zuckungen. Diese Differenzzeit
ist negativ gesetzt, wenn die Zuckung o früher als u eintritt.

Versuch I.

24. Mai. Frosch von 174 Mm. Länge. Oben Brachialis, unten Ischiadicus der rechten Seite gereizt. Oeffnungsinductionsschläge aufsteigend.
Zuckungen des linken Beins. 9 h 30, 10 h, 11 h, 12 h je 0,02 Mgr. salpeters. Strychnin. Dann Beginn des Versuchs.

Nr.	Su	So	Ru		Ro		Lz	Dz
			h	l	h	l		
1	28	28	7,5	tet.	7,5	tet.	14,5	1,7
2	30	30	9.	„	9		15	1,8
3	32	32	9	„	9		16	2
4	34	34	8	„	8	„	17	2
5	38	38	7,5		8	„	20	5
6	46	38	8	„	8	„	20	2
7	45	32	8	„	8	„	23	1,5
8	30	30	8	„	8	„	18	1
9	38	38	6,5	—	7	—	36	11
10	36	36	6,8	—	7,2	—	29	11
11	34	34	0	—	7	—	30	—

Die Erregbarkeit $u = 0$, auch o sinkt sehr rasch.

Versuch II.

27. Mai. Frosch von 169 Mm. Länge. Versuchsanordnung wie oben.
Vor Beginn des Versuchs 4-mal in halbstündigen Pausen je 0,02 Mgr.
salpeters. Strychnin.

Nr.	Su	So	Ru		Ro		Lz	Dz
			h	l	h	l		
1	50	30	5,6	tet.	2	tet.	15	3
2	52	30	5,5	„	2,5	„	18	6
3	54	30	2,5	75	2,5	95	18	3
4	54	29	3	84	4,5	100	15	0
5	54	28	2	68	3,5	98	14	0,5
6	52	28	5,5	96	3,5	98	14	0,5
7	53	30	6	98	3,2	99	15	0

Pause von 5 Min.

8	54	30	4,6	80	4,6	95	15	1,5
9	54	34	4	75	4,5	85	15	1,5

Nochmals 0,02 Mgr. Strychnin. 5 Min. Pause.

10	28	28	9,5	tet.	8	tet.	11,5	1,5
11	50	30	8		7		12	2
12	50	30	7,5		8,5	„	11	0
13	50	34	8,5	„	7	„	12	2

Nr.	Su	So	Ru		Ro		Lz	Dz
			h	l	h	l		
14	50	36	8	tet.	7	tet.	12,5	2,5
15	50	30	7,5		7,5		11	1
16	59,5	37	3,5		4,5		14	0
17	59	37	7		4,5		14	3
18	59	37	7,5		8		11	1
19	30	30	9,5		9,5		11	1,5
20	59	26	8		9,5		10	0,5
21	59	26	8		9,5		11	0,5

Versuch III.

29. Mai. Frosch von 194 Mm. Länge. Anordnung wie in den vorigen Versuchen. 4-mal in halbstündigen Intervallen mit je 0,02 Mgr. salpeters. Strychnin vergiftet.

Nr.	Sü	So	Ru		Ro		Lz	Dz
			h	l	h	l		
1	36	36	8,6	100	8,6	95	15	3
2	40	40	8	100	8	100	12	1,5
3	40	40	8,5	tet.	8,5	tet.	12	—2
4	50	50	8,5		8,5		15	2
5	55	51	8,5		8,5		17	4

So = 51 Reizschwelle.

Nr.	Sü	So	Ru		Ro		Lz	Dz
6	60	51	8	tet.	8	tet.	16	1
7	35	35	8		8		15	3
8	50	50	8		8		12	2
9	40	40	7,2		6,8		12	2
10	30	30	6,5		6,5		12	3
11	25	25	7,5		8		10	1
12	30	30	7		7		12	2
13	40	40	7		6		12	2
14	56	48	5		5		15	0,5
15	56	30	7		7		12	—1
16	30	47	7		7		13	4
17	47	30	7,5		7,5		10	0
18	47	47	6,5		6	”	13	2
19	30	30	7		7		12	3

IV. Einfluss der Spinalganglien auf die Reflexreizbarkeit.

§. 26. In den bisherigen Versuchen ist mannigfach Gelegenheit geboten, die Reflexreizbarkeit der Nervenstämme mit derjenigen der Nervenwurzeln zu vergleichen. Hierbei drängt sich nun fortwährend die Beobachtung auf, dass die Nervenwurzeln offenbar viel reizbarer sind als die Nerven unterhalb der Spinalganglien, indem man stets bedeutend stärkere Reize nöthig hat, um von den letzteren Reflexzuckung auszulösen, falls nicht eine sehr erhebliche Steigerung der Reizbarkeit des Rückenmarks, wie sie bei höheren Graden der Strychninwirkung vorkommt, diese Unterschiede verwischt. Auch in Bezug auf den mechanischen Reiz hat man bei diesen Versuchen die nämliche Thatsache häufig zu bestätigen Gelegenheit. Während die leiseste Berührung einer sensibeln Wurzel bei irgend empfindlichen Thieren sogleich von Reflexen oder Schmerzäusserungen gefolgt ist, pflegen die Nervenstämme selbst gröbere Misshandlungen leicht ohne solche Folgen zu ertragen. Man wird nun allerdings zunächst vielleicht daran denken, dass die Vermischung mit motorischen Nervenfasern sowie die reichere Ausstattung mit Neurilemma jene geringere Empfindlichkeit der Nerven unterhalb der Spinalganglien bedingen möchte. Dagegen sind aber einerseits die Unterschiede der elektrischen Reizbarkeit so bedeutend, dass dadurch der Gedanke einer Erklärung aus solchen Nebenumständen sehr unwahrscheinlich wird; anderseits lehrt, wie wir sogleich sehen werden, die nähere Erwägung dieser Nebenumstände des Versuchs, dass dieselben im allgemeinen einen Unterschied in der entgegengesetzten Richtung hervorbringen müssten. Demnach können die hier sich darbietenden Erscheinungen nur in der Verschiedenheit der p h y s i o - l o g i s c h e n Bedingungen, welchen die sensible Erregung bei ihrer Leitung zum Rückenmark in beiden Fällen begegnet, also in der Interpolation der Spinalganglien, ihren Grund haben.

Wir sind bei diesen Versuchen wieder auf die Benutzung der u n - g l e i c h s e i t i g e n Reflexerregung und zwar auf die des Ischiadicus und seiner Wurzeln, angewiesen, weil hier allein gleichzeitig der Nervenstamm und einzelne sensible Wurzeln sich untersuchen lassen. Der Versuch wird daher folgendermassen ausgeführt. Nach Eröffnung des Wirbelkanals wird auf der rechten Seite eine einzige der Ischiadicus-Wurzeln in der oben beschriebenen Weise möglichst tief unten durchschnitten und herausgezogen. Dann wird der Stamm des Hüftnerven etwa von der Mitte des Oberschenkels an freigelegt, unten durchschnitten und bis zu seinem Eintritt in den Wirbelkanal isolirt. Das ganze rechte Bein wird im Hüftgelenk exarticulirt und abgeschnitten und das linke Bein zum Aufzeichnen der Zuckungscurven benützt. Endlich wird die isolirte Wurzel über das eine Elektrodenpaar, der Nervenstamm über das andere gebreitet. Die

Spannweiten der beiden Platinelektrodenpaare sind gleich gross. Die Bedingungen des Versuchs sind demnach solche, dass beide Reizungen sensible Fasern der nämlichen, den registrirenden Muskeln gegenüber liegenden Seite treffen. Aber in einem Fall wird eine über dem Spinalganglion abgetrennte Wurzel, im andern Fall wird der ganze übrige Nervenstamm unter dem Spinalganglion gereizt. Es ist nun allerdings nicht zu übersehen, dass diese beiden Reizversuche nicht bloss hinsichtlich des Ortes der Reizung, dort über und hier unter dem Spinalganglion, sondern auch in Bezug auf die sensibeln Fasern, welche gereizt werden, von einander abweichen. Der Versuch, die **nämlichen** sensibeln Fasern über und unter dem Spinalganglion zu reizen, ist nicht wohl ausführbar. Man müsste zu diesem Zweck, wenn Stromesschleifen auf das Rückenmark sicher vermieden werden sollten, die Nervenwurzeln mit dem Spinalganglion und mit dem Nervenstamm zusammen isoliren. Das Spinalganglion ist aber so fest mit der dura mater verwachsen, dass es ohne arge Misshandlung nicht losgelöst werden kann. Aus diesem Grunde ist man darauf angewiesen, in der oben beschriebenen Weise zu verfahren. Der Zweifel, ob die beobachteten Unterschiede etwa nur davon herrührten, dass jedesmal verschiedene sensible Fasern gereizt wurden, lässt sich dann dadurch beseitigen, dass man in den verschiedenen Versuchen zwischen den einzelnen Wurzeln des Ischiadicus wechselt. Es wird aber dadurch, wie ich sogleich bemerken will, in dem Resultat durchaus nichts geändert, so dass wir diesen Punkt von vornherein als eliminirt betrachten können.

Ein zweiter wesentlicher Unterschied in den Bedingungen des Versuchs liegt nun aber noch darin, dass der Querschnitt des ganzen Nervenstammes beträchtlich grösser ist als der Querschnitt einer einzelnen Wurzel. Setzen wir der Einfachheit wegen voraus, die Reizung erfolge durch einen kurz dauernden constanten Strom, so wird in der That die Stromintensität in beiden Fällen verschieden sein, weil die Nervenwurzel wegen ihres geringeren Querschnitts einen grösseren Widerstand darbietet als der Nervenstamm. Bezeichnen wir den Querschnitt des Nerven mit q_n, den der Wurzel mit q_w, die eingeschaltete Länge, die in beiden Fällen übereinstimmend ist, mit l und den specifischen Leitungswiderstand der Nervensubstanz mit α, so erhalten wir für die Widerstände W_n und W_w die Werthe.

$$W_n = \frac{\alpha \cdot l}{q_n}, \quad W_w = \frac{\alpha \cdot l}{q_w}.$$

Demnach verhalten sich die Stromintensitäten J_n und J_w in beiden Fällen

$$J_n \quad J_w = q_n \quad q_w.$$

Nun ist aber die Stromdichte, d. h. die auf die Einheit des Querschnitts kommende Stromintensität, dem an einer einzelnen Stelle der Leitung vorhandenen Querschnitt umgekehrt proportional; es verhalten sich also die Stromdichten

$$D_n \quad D_w = q_w : q_n.$$

Da hiernach, so lange nur der specifische Widerstand α sich nicht ändert,

$$J_n \, . \, D_n = J_w \;\; D_w$$

gesetzt werden darf, so wird auch die auf jede einzelne Nervenfaser kommende Reizintensität mit der Veränderung des Querschnitts sich nicht ändern, und es bleibt nur der einzige Unterschied, dass bei der Reizung des Ischiadicus-Stammes eine grössere Zahl von Fasern vom Reize getroffen wird, ein Umstand, der offenbar in einem dem hier erhaltenen Versuchsresultate entgegesetzten Sinne wirken müsste. Es bliebe nun höchstens noch der Einwand, dass die Intensität J_n nicht bloss wegen des grösseren Querschnitts q_n sondern auch wegen der reicheren Ausstattung des Nervenstammes mit dem besser als die Nervenmasse leitenden Neurilemma grösser sei als die Intensität J_w. Durch diesen Umstand würde aber wiederum der Versuch auf keinen Fall im Sinne der sich ergebenden Beobachtungen abgeändert werden. Schliesslich bleibt uns noch zu bemerken, dass in allen Fällen auch darauf gesehen wurde, dass das Durchschnittsende des Nerven und der Wurzel gleich weit von dem reizenden Elektrodenpaar entfernt war, um die mit dem Absterben des Nerven verbundenen Veränderungen, die von der Dursnittsstelle an allmälich sich ausbreiten, möglichst zu eliminiren.

§. 27. Der regelmässige Unterschied der beiden Reflexzuckungen, die auf die angegebene Weise durch Reizung des Nervenstammes diesseits der Spinalganglien und der sensibeln Wurzel jenseits derselben erhalten werden, besteht nun abermals darin, dass von der Wurzel aus schon bei viel schwächeren Inductionsschlägen Zuckung eintritt als vom Nervenstamm aus, und dass sich der letztere Reflex gegen den ersteren um eine merkliche Zeitdauer verspätet. Letzteres ist sogar dann der Fall, wenn man die Reize so abstuft, dass die beiden Zuckungen einander an Höhe gleich sind, oder dass der Reflex nach Reizung des Nervenstamms eine etwas höhere Zuckung bewirkt.

Die Fig. 17 zeigt ein solches Beispiel. w ist die von der sensibeln Wurzel, n die vom Nervenstamm aus erregte Reflexzuckung. Der Frosch

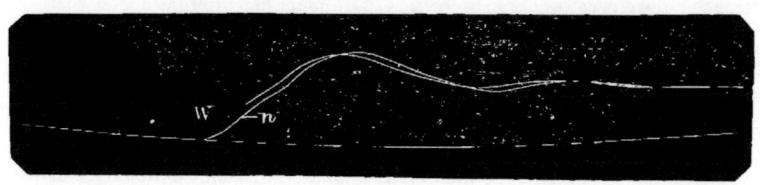

Fig. 17.

war mit einer etwas überminimalen Dosis Strychnin (0,07 Mgr.) vergiftet. Beide Zuckungen sind durch Maximalreize von gleicher Stärke ausgelöst. In diesem Versuch wie in der ganzen Reihe, aus welcher derselbe genommen wurde, ist die Zuckung n höher als w, trotzdem aber ist n merklich verspätet in seinem Eintritt.

In Folge der Ermüdung nimmt auch die Verzögerung des vom Nervenstamm aus erhaltenen Reflexes zu. In andern Fällen, namentlich bei hoher Reflexreizbarkeit, kann sie sich vermindern und sogar auf unmerkliche Werthe herabsinken. Dagegen wird sie höchst selten negativ. Letzteres lässt sich am leichtesten bei höheren Graden der Strychninwirkung und gleichzeitig bei einer solchen Abstufung der Reize erreichen, dass der Nervenstamm von einem maximalen, die Wurzel aber von einem minimalen Reize getroffen wird. Da, wie wir später sehen werden, in Folge stärkerer Strychninwirkungen die Unterschiede der Zuckungshöhe ganz verschwinden können, während die Unterschiede der Latenzdauer immer grösser werden, so kann in diesem Fall die Latenzdifferenz sogar bei unveränderter Zuckungshöhe negative Werthe annehmen. So wurden in Fig. 18 A auf der Höhe

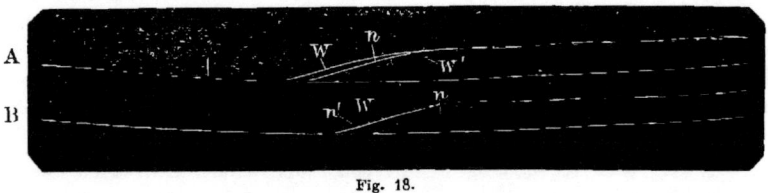

Fig. 18.

einer durch 0,10 Mgr. hervorgebrachten Strychninwirkung zuerst bei einem und demselben Maximalreiz (Rollenabstand $= 26$) die Curven w und n gezeichnet; dann wurde noch einmal die Wurzel durch einen Minimalreiz ($Sw = 48$) gereizt, worauf der Muskel die stark verspätete Zuckung w' zeichnete. In dem unmittelbar darauf folgenden Versuch B wurden Wurzel und Stamm beide durch einen Minimalreiz getroffen, der genau der Reizschwelle entsprach ($Sw = 48$, $Sn = 37$). Hier sieht man wieder das normale Verhältniss der beiden Zuckungen w und n. Als dann aber der Nervenstamm abermals durch einen Maximalreiz getroffen wurde ($Sn = 28$), zeichnete der Muskel die Zuckung n', welche wieder vor der Zuckung w beginnt. Wie man aus diesem Beispiele sieht, mit welchem die weiteren Versuche durchweg übereinstimmen, erhält man den gewöhnlichen Frühereintritt der Zuckung w stets dann, wenn die beiden Reizungen unter gleichen Bedingungen ausgeführt werden, wenn sie also etwa beide maximal oder beide minimal oder sonst an Stärke annähernd gleich sind, wogegen die Differenz der Latenzzeiten nur dann auf null sinkt oder selbst negativ wird, wenn man jene Bedingungen sehr verschieden gestaltet, namentlich also wenn n durch eine maximale und w durch eine minimale Reizung ausgeführt wird.

§. 28. Die Einwirkung des Strychnins gestaltet die durch Reizung des Nervenstamms und der Wurzel ausgelösten Zuckungen nicht bloss in Bezug auf die Höhe sondern auch in Bezug auf den ganzen übrigen Verlauf uniform, wie denn überhaupt nach einer schon oben gemachten Bemerkung in Folge stärkerer Vergiftung selbst bedeutende Unterschiede der Reizstärke sich nicht mehr in einer Verschiedenheit der Zuckungscurven verrathen. So lange aber die Höhe der Strychninwirkung noch nicht erreicht ist, was sich hiernach immer daran erkennen lässt, ob bei zunehmender Reizstärke noch die Zuckung wächst, zeigen zugleich die beiden in der oben angegebenen Weise erhaltenen Zuckungen sehr häufig, abgesehen von der Differenz der Latenzzeiten, den Unterschied, dass die unter gleichen Bedingungen, also am zweckmässigsten durch einen Maximalreiz ausgelösten Zuckungen, in ihrem Verlauf nicht vollständig gleich sind, sondern dass die durch Reizung des Nervenstamms ausgelöste Maximalzuckung die grössere Höhe erreicht. Ist die sich herausstellende Differenz auch durchweg gering, wie dies die Fig. 17 zeigt, so ist sie doch zu constant, als dass dieselbe auf zufälligen Umständen beruhen könnte. Nicht bloss die Maximal- sondern auch die Minimalzuckung scheint sich aber in der nämlichen Richtung zu unterscheiden. Die Umstände des Versuchs machen es nicht wahrscheinlich, dass diese Differenz in der Interpolation der Spinalganglien ihren Grund habe. Von der letzteren könnte doch kaum erwartet werden, dass sie anders als die Interpolation centraler Substanz überhaupt, also durch eine längere Dauer der Zuckung, sich verrathe, was in einzelnen Fällen, wo der tetanische Zuckungsverlauf solche Unterschiede nicht bereits verwischt hat, in der That auch vorkommt. Wir werden demnach mit Wahrscheinlichkeit jene Differenz der Zuckungshöhen darauf zurückführen dürfen, dass bei der Reizung des Nervenstamms stets eine grössere Zahl centripetal verlaufender Fasern vom Reize getroffen wird.

Die Grösse des Widerstands, welchen die Spinalganglien der Leitung der Erregung entgegensetzen, wird sich offenbar aus der Verzögerung ermessen lassen, welche die Reizung durch dieselben erfährt. Diese aber werden wir unmittelbar aus der constanten positiven Differenz der Latenzzeiten bei gleicher Grösse der Reizungsvorgänge entnehmen können. Es eignen sich dazu namentlich die Vergleichungen maximaler oder minimaler Reizungen in denjenigen Versuchen, in denen die Strychninwirkung hinreichend schwach ist, um noch Unterschiede der Höhe und des Verlaufs der Zuckungen hervortreten zu lassen. Unter diesen Umständen scheint die Verzögerung durch die Spinalganglien des Frosches durchschnittlich etwa 0,0030 Secunden zu betragen. Diese Verzögerung scheint also merklich kleiner zu sein als die in §. 19 bestimmte Dauer der Querleitung. In Folge der Ermüdung sowohl wie mit zunehmender Strychninwirkung wächst aber jene Zeit beträchtlich, so dass sie im letzteren Fall leicht das Doppelte der angegebenen Grösse erreichen kann.

§. 29. In den folgenden numerischen Versuchsbeispielen bezeichnen Rn und Rw die Reflexzuckungen nach Reizung des Nervenstamms (n) und nach Reizung der Würzel (w). Sn und Sw die entsprechenden Rollenabstände des Inductionsapparats. *Lz* ist wieder die totale Latenzzeit, *Dz* die Differenzzeit; letztere ist negativ genommen, sobald die Zuckung *n* früher als *w* beginnt.

Versuch I.

16. Mai. Frosch von 165 Mm. Länge. Rechts der Oberschenkel exarti-culirt und Nerv sowie Wurzel gereizt; links registrirt der Muskel. Oeffnungsinductionsschläge aufsteigend. 11 h 0,04, 11 h 45' 0,03 Mgr. Strychnin, dann Beginn des Versuchs.

Nr.	Sn	Sw	Rn h	Rn l	Rw h	Rw l	Lz	Dz
1	26	36	2	87	3	87	15	0,5
2	30	38	2	85	3,4	85	16	1
3	24	26	2,5	85	4,5	85	16	3

Sn = 26 keine Zuckung. ¼ Stunde Pause.

Nr.	Sn	Sw	Rn h	Rn l	Rw h	Rw l	Lz	Dz
4	30	30	13	60 dann asympt.	13	60 dann asympt.	13	1,5
5	30	40	13	„	13	„	12	0,5
6	35	40	2	tet.	13	tet.	22	10
7	35	50*	2	„	4,5	„	20	5
8	35	35	13,5	75	13,5	75	14	4
9	35	55	13,5	75	13,5	75	14	2
10	26	26	13,5	80	13,5	80	10	0

Die Reizbarkeit der Nerven auf Null gesunken. ¼ Stunde Pause.

Nr.	Sn	Sw	Rn h	Rn l	Rw h	Rw l	Lz	Dz
11	36	36	13	80	13	80	14	1,5
12	40	40	14	80	14	80	13	2,5
13	40	50	14	80	14	80	13	2
14	40	40	14,5	85	13,8	85	11,5	1,5
15	35	35	14,5	tet.	14	tet.	12	2
16	30	30	13,5	„	13,5	„	10	0
17	45	45	13,5	„	13,5	„	11	1
18	45	45	13,5		13,5		·11	0,5
19	30	30	13,5		13,5		11	1
20	30	45	13,5		13,5		11	1

Pause.

Nr.	Sn	Sw	Rn h	Rn l	Rw h	Rw l	Lz	Dz
21	30	30	14,5	tet.	14,5	tet.	11	1,5
22	35	35	14,5		14,5	„	13	3
23	26	26	13,5		13,5	„	11	0

* Reizschwelle.

Versuch II.

11. Mai. Länge des Frosches 163 Mm. Versuchsanordnung wie oben.
11 h 10 und 12 h Hülfsvergiftung mit je 0,05 Mgr. Strychnin.

Nr.	Sn	Sw	Rn		Rw		Lz	Dz
			h	l	h	l		
1	26*	40	7	95	7	85	14,5	2
2	30	30	7,5	tet.	7,5	tet.	15	1
3	28	40	7,5	„	7,5		18	3,5
4	28	28	7,5	„	7,5		15	2,5
5	28	40	7	„	7	„	14	1,5
6	28	28	7,5		7		12	1
7	28	28	7,5		7,5	„	12	2
8	36*	50*	7		6,5	„	17	2
9	36	36	7		7	„	17	2
10	36*	52	7,5		6,5	„	17	—1
11	30	30	6		5,5		16	0,5
12	36	36	5,5		5,5		17	1,5
13	37*	52	5	„	5		18	2
14	37*	53	5	„	5	„	18	1,5
15	28	53	5	„	5	„	15	0
16	28	28	4,8		4,8	„	15	2
17	26	26	4,5		4,5		15	3
18	28	28	4		3,6		16	1,5

* Reizschwelle.

V. Die Reflexerregbarkeit der Haut.

§. 30. Bei den Schwierigkeiten, mit denen die Blosslegung und Iso-
lirung der Nervenwurzeln verbunden ist, liegt es nahe der Reizung der
letzteren in unsern Versuchen die Reizung der Haut zu substituiren. In
der That sind auf diese Weise nicht nur alle älteren Beobachtungen über
die Zeitverhältnisse der Reflexe angestellt worden, sondern es hat sich
auch noch in neuerer Zeit W. Stirling dieser Methode bedient, wobei
er jedoch die unzweckmässige chemische Reizung der Haut mit der
elektrischen Reizung vertauschte. Ich selbst habe anfänglich ebenfalls
Hautreizungsversuche ausgeführt und dieselben auch später noch gelegentlich zur Vergleichung mit den bei der Reizung der Wurzeln gewonnenen
Ergebnissen herbeigezogen. Für die Untersuchung der verschiedenen Verhältnisse der Reflexreizbarkeit habe ich jedoch jene Methode bald ver-
lassen, weil die Ergebnisse, die mittelst derselben erhalten wurden, viel
wechselnder waren als bei der Reizung der sensibeln Nervenwurzeln des
lebenden Thieres. Es bleibt mir desshalb hier nur die Aufgabe, über die

4 *

eigenthümlichen Unterschiede zu berichten, welche die Reizung der Haut
im Vergleich mit der Reizung sensibler Nerven oder Nervenwurzeln darbietet.

Als erster und hauptsächlichster Unterschied ist nun hier hervorzuheben, dass die Haut durchweg viel empfindlicher ist als die
Stämme und Zweige der sensibeln Nerven, und dass sie in
der Regel sogar empfindlicher ist als die sensibeln Nervenwurzeln.

Es entsteht natürlich in erster Linie die Frage, ob dieses Ergebniss
nicht durch die verschiedenen Bedingungen herbeigeführt werde, welchen
die elektrische Reizung begegnet, wenn im einen Fall ein Nerv über ein
Elektrodenpaar ausgebreitet, und wenn im andern Fall ein Elektrodenpaar
von der gleichen Spannweite an die Haut angelegt wird. Wäre das Gewebe der Haut von gleicher Leitungsfähigkeit wie die Nervensubstanz, so
würden allerdings auch hier die Bedingungen bei Reizung der Haut wahrscheinlich die ungünstigeren sein, da wegen der weiten Ausbreitung
des Stromes nirgends die Stromdichte die Grösse erreichen könnte, die sie
in dem gleichmässig durchflossenen Nerven besitzt. Aber abgesehen davon
dass dies nicht vorausgesetzt werden darf, könnte hier noch möglicher
Weise die verschiedene Leitungsfähigkeit der die Haut bildenden Bestandtheile, namentlich der relativ geringere Widerstand, den die Hautnerven-
enden im Vergleich mit der schlecht leitenden Oberhaut darbieten, in Betracht kommen. Immerhin sind bei der völlig durchfeuchteten Oberhaut
des Frosches diese Verhältnisse jedenfalls bei weitem nicht von so grossem
Einfluss wie beim Menschen, wo die trockene Oberhaut nahezu einen Iso-
lator bildet und nun der Strom in grosser Dichte die einzelnen feuchteren
Gewebstheile durchströmt, die zwischen den trockenen Zellencomplexen der
Epidermis gelegen sind. Dazu kommt, dass in unsern Versuchen am Frosch
die Reizbarkeitsunterschiede zwischen der Haut und den Nervenstämmen
sich in der Regel als sehr bedeutende herausstellten, obgleich die Hautreizung insofern unter ungünstigeren Bedingungen stattfand, als der Hautreiz stets an eine der Vorderextremitäten applicirt wurde, während der in
Vergleich gezogene Nerv entweder der Stamm des Ischiadicus oder eine
Wurzel desselben war, und die Registrirung, wie in allen Versuchen, durch
das eine Hinterbein vollzogen wurde. Trotzdem habe ich beobachtet, dass
bei nicht vergifteten Thieren die beiden Rollen des Inductionsapparats zuweilen völlig über einander geschoben werden konnten, ohne vom Stamm
des Ischiadicus der entgegengesetzten Seite mehr als eine oder einige
wenige Reflexe auszulösen, während die Reizung des Vorderarms, ebenfalls
auf der dem zuckenden Muskel entgegengesetzten Seite, bei beträchtlichen
Distanzen der Inductionsspiralen fortwährend starke Reflexe hervorbrachte.

Unter diesen Umständen liegt die Frage nahe, ob es nicht überhaupt zweckmässiger wäre, bei den Reflexversuchen statt der Reizung der

Nervenwurzeln oder Nervenstämme die Reizung der Haut anzuwenden, wie dies von früheren Beobachtern in der Regel geschehen ist. Dagegen ist aber zu bemerken, dass längere Versuchsreihen, sobald man sich auf momentane Reize beschränkt, auch bei der Wahl der Haut nur unter Herbeiziehung der Hülfsvergiftung auszuführen sind, und dass sich, wenn man diese einmal anwendet, die Resultate der Reizung weit regelmässiger und constanter gestalten, wenn man direct auf die Nerven oder Nervenwurzeln den Reiz anwendet.

Dies führt uns auf einen zweiten Unterschied, welchen die Reflexe von der Haut aus bei der Anwendung momentaner Reize sehr häufig darbieten: die unregelmässigere Beschaffenheit der Zuckungen. Diese Unregelmässigkeit bezieht sich sowohl auf die Zuckungshöhe wie auf den ganzen Zuckungsverlauf, ganz vorzugsweise aber auf die Zeit der Latenz. Während man, wie die oben mitgetheilten Versuchstabellen lehren, von einem sensibeln Nerven oder von einer Nervenwurzel aus durch Inductionsschläge von gleich bleibender Stärke wiederholte Reflexzuckungen von stets gleichem Verlauf auslösen kann, ist dies bei der Reizung der Haut durchaus nicht der Fall. Die Reflexe sind hier bei gleich bleibender Reizintensität bald schwächer bald stärker, und häufig unterscheiden sie sich von den Reflexen nach Nervenreizung durch ihre lange Latenzzeit.

Auf diese Inconstanz der durch einen momentanen Hautreiz ausgelösten Reflexe ist schon W. Stirling aufmerksam geworden. Das von ihm (a. a. O. S. 437) mitgetheilte graphische Versuchsbeispiel zeigt eine ausserordentliche Inconstanz der Höhe sowie des überall tetanischen Verlaufs der Zuckung, und die Zeit der latenten Reizung nimmt in sechs auf einander folgenden Versuchen enorm zu.

§. 31. Wir müssen die Frage, worin dieser unregelmässigere Erfolg der Hautreizung begründet sei, hier unerledigt lassen. Nur beiläufig sei darauf hingewiesen, dass an demselben möglicher Weise die Verhältnisse der Hautnervenendigung die Schuld tragen können. Aus der Beobachtung an uns selber wissen wir, dass starke Hautreize eine länger dauernde Nachempfindung zur Folge haben. Hiernach ist es wohl möglich, dass die Endigungen der Hautnerven, wenigstens durch stärkere Reize, mehr oder weniger bleibende Veränderungen erfahren, welche auf die Wirkung der später eintretenden Reize von Einfluss sind.

Von grösserer Bedeutung ist die grössere Reizbarkeit der Endigungen der Hautnerven gegenüber den Nervenstämmen. Wir haben oben gesehen, dass die auf die letzteren einwirkenden Reize in den Spinalganglien Widerstände antreffen, so dass die Reizbarkeit der sensibeln Nervenwurzeln grösser ist als diejenige der Nervenstämme. An den letzten Enden der Hautnerven scheinen nun wieder entgegengesetzte Bedingungen sich einzustellen. Unsere Kenntniss der anatomischen Verhältnisse der Nerven-

endigungen in der Haut ist eine noch zu ungenügende, als dass die Frage
nach der Ursache dieser Unterschiede mit einiger Sicherheit sich beantworten liesse. Einerseits kann man hier an die nach neueren Beobachtungen
wahrscheinlich überall stattfindende Endigung in eigenthümlich metamorpho-
sirten Oberhautzellen denken, die meistens in den unteren Schichten des rete
Malpighi zu liegen scheinen; anderseits ist es bemerkenswerth, dass an den
Stellen wo die Hautnerven sich in ihre Endfasern spalten regelmässig An-
schwellungen gelegen sind, welche den pheripherischen Nervenzellen ähnlich sehen und in der That bereits von einzelnen Autoren als Analoga der
Nervenzellen angesehen worden sind. Welches dieser anatomischen Substrate
wir aber auch als bedeutsam für jene physiologische Erscheinung ansehen
möchten : wir müssen demselben jedenfalls eine mechanische Wirkung zuschreiben, welche derjenigen der Spinalganglien entgegengesetzt ist. Jene
pheripherischen Apparate müssen die Wirkung ausüben, dass sie die peripherisch gelegenen Nervenfasern empfindlicher machen. Unter den möglicher Weise hier in Betracht kommenden anatomischen Gebilden liesse
sich wohl eine solche Function am ehesten mit jenen Nervenendzellen der
Haut verknüpft denken, da gegen die Tastkörperchen und Endkolben
vor allem ihre beschränkte Verbreitung spricht, während wir doch jene
erhöhte Empfindlichkeit an der ganzen Hautoberfläche antreffen. Wie man
sieht, würde diese Vorstellung nothwendig zu der Annahme führen, dass
verschiedene peripherische Nervenzellen entgegengesetzte Wirkungen
auf die Reizbarkeit der in sie von der Peripherie her eintretenden Nervenfasern ausüben, dass sie nämlich entweder diese Reizbarkeit erniedrigen
können, indem sie der Leitung der Erregung Widerstände entgegensetzen,
oder aber dieselbe erhöhen können, indem sie ein plötzliches Anschwellen
der Erregung erzeugen. Der erstere Fall wäre vorauszusetzen bei den
Nervenzellen der Spinalganglien; der letztere bei den Nervenendzellen der
Haut. Ob diese Annahme mit den übrigen Erscheinungen der centralen
Innervation sich vereinigen lässt, werden wir später zu prüfen haben.
Schon hier können wir aber auf einen teleologischen Gesichtspunkt hinweisen,
der auf jene Thatsache, dass die Erregung bei ihrer Fortpflanzung von
der Haut zum Centralorgan zwei Knotenpunkte von entgegengesetztem
Einflusse passiren muss, angewandt werden kann. Es besitzt nämlich in
Folge dessen der Nervenstamm in seinem ganzen Verlaufe ein Mini-
mum directer Reizbarkeit. Man darf wohl hierin eine Einrichtung
sehen, welche das Centralorgan vor dem Zufluss zweckloser sensorischer
Erregungen schützt, wie sie bei den Bewegungen der Glieder durch den
Druck auf die Nervenstämme fortwährend entstehen müssten, falls diese
letzteren die nämliche Erregbarkeit besässen wie ihre Endigungen in der
Haut. Die in der Haut stattfindenden Verhältnisse bilden in dieser Beziehung offenbar eine Vorstufe zu den, wie es scheint, noch wirksameren
Einrichtungen, welche wir in den übrigen Sinnesorganen getroffen sehen,
und welche überall darauf abzielen, die Reizbarkeit der peripherischen

Nervenendigungen zu erhöhen und dagegen die Reizbarkeit der Nerven-stämme herabzusetzen. Bei den Hautnerven ist dieses Resultat durch eine doppelte Interpolation peripherischer Nervenzellen erreicht. Die einen dieser Nervenzellen, die reizverstärkenden, sind am peripherischen, die andern, die reizhemmenden, am centralen Ende der Nervenstämme ange-bracht. Eine solche Einrichtung erreicht den Zweck, dem Verlauf des Nervenstamms ein Minimum directer Reizbarkeit zu verleihen, offenbar in der einfachsten Weise.

Zweites Capitel.

Von den Veränderungen der Reflexreizbarkeit.

I. Einfluss der Temperatur und der Jahreszeiten.

§. 32. Hinsichtlich des Einflusses der Temperatur habe ich mich darauf beschränkt, die Wirkung niedriger Temperaturgrade auf die Verhältnisse der Reflexreizbarkeit zu untersuchen. Die Frösche wurden entweder vor Beginn des Versuchs einige Zeit in Eis gepackt, oder sie wurden im Laufe desselben mit schmelzendem Eis umgeben. Die Anordnung war dieselbe wie bei den Messungen über die einfache Reflexerregung, indem jedesmal eine Wurzel der nämlichen Seite gereizt wurde, deren Muskeln die Zuckung zeichneten. Zur Vergleichung diente die durch directe Erregung des motorischen Nerven ausgelöste Zuckung. Um die Temperaturwirkung rein zu beobachten, muss dabei selbstverständlich jede Art anderer Einwirkung, also namentlich auch die sonst vielfach herbeigezogene Hülfsvergiftung mit minimalen Strychnindosen, vermieden werden.

Die Herabsetzung der Körpertemperatur äussert sich nun stets in zwei Erscheinungen: 1) in einer Steigerung der Reflexreizbarkeit, welche aber bei fortwirkender Kälte sehr bald wieder verloren geht und einer völligen Unerregbarkeit Platz macht, 2) in einer Verlangsamung der Reflexe, welche sich theils in dem späteren Eintritt theils in dem verlängerten Verlauf der durch einen momentanen Reiz ausgelösten Reflexzuckungen zu erkennen gibt.

Unter diesen Wirkungen der Temperaturerniedrigung stellt die Erhöhung der Reflexerregbarkeit zuerst sich ein. Man bemerkt zunächst bloss eine Zunahme der Zuckungshöhe, während der übrige Verlauf der Zuckung sowie die Latenzzeit sich noch nicht merklich verändern. Hierauf nimmt allmälig die letztere zu, und gleichzeitig verlängert sich der Zuckungsverlauf und geht bald in eine tetanische Form über. Von diesem

Momente an beginnt aber auch in der Regel schon eine Abnahme der Zuckungshöhe merklich zu werden. Diese Veränderung nimmt zu, während die Latenz immer noch wächst. Zuletzt beobachtet man bei sehr gross gewordner Latenz nur noch minimale Zuckungen von tetanischem Verlauf, die gleichmässig bei starken und schwächeren Reizen eintreten, so dass ein Unterschied der Reflexe je nach der Stärke der Reize nicht mehr zu bemerken ist. Dieser Zustand geht dann allmälig in den der völligen Unerregbarkeit über.

In Fig. 19 sind, um diesen Verlauf zu zeigen, aus einer grösseren Versuchsreihe mehrere Beobachtungen zusammengestellt. Dieselben sind so ausgewählt, dass die beiden Zuckungen, die zuerst beginnende directe Zuckung und die später beginnende Reflexzuckung, jedesmal möglichst von gleicher Höhe sind. Die Rollenabstände des Inductionsapparats waren constant beim Reflexreiz = 10, beim directen Nervenreiz = 17,5 — 18 Cm.

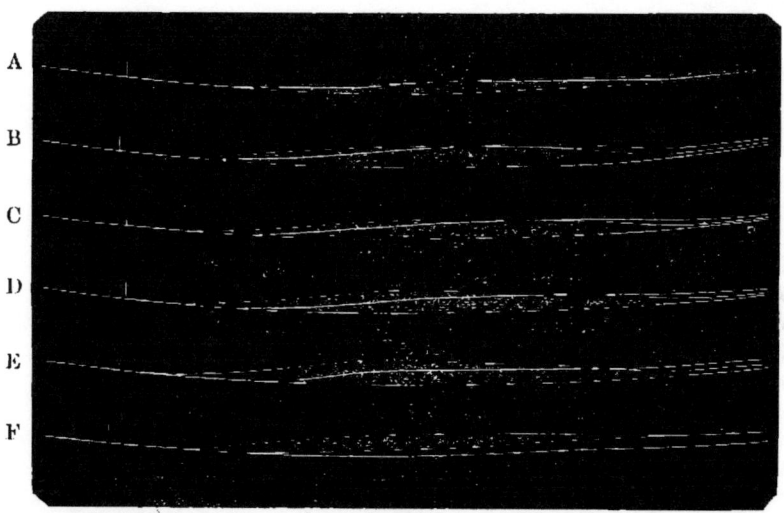

Fig. 19.

Das linke Bein zeichnete die Zuckungen auf, der Reflex wurde durch Reizung der ersten und zweiten Wurzel der linken Seite, die Vergleichszuckung durch Reizung des linken Ischiadicus ausgelöst. A stellt die sogleich bei Beginn des Versuchs gezeichneten Zuckungen dar, unmittelbar nachdem das Thier in Eis gepackt war. B zeigt das nächste Stadium: Vergrösserung beider Zuckungen bei constant bleibendem Reize. In C beginnt bereits die Reflexzuckung wieder abzunehmen, während die Latenz immer mehr wächst. Die Curven D und E zeigen dann die Höhe der Kältewirkung: sehr vergrösserte Latenz und allmäliger Uebergang der

Reflexzuckung in einen tetanischen Verlauf. *F* endlich ist dem letzten
Stadium entnommen, wo starke und schwächere Reize nur noch eine minimale, aber lang dauernde Reflexerregung auslösen.

§. 33. Die Veränderungen, welche die Reflexzuckung durch die Einwirkung der Kälte erfährt, sind offenbar jenen Veränderungen analog,
welche unter den gleichen Bedingungen in dem Verlauf der durch directe
Reizung der motorischen Nerven ausgelösten Zuckung eintreten. (Vergl.
Abth. I S. 42, 209 f.) Die Erniedrigung der Temperatur gehört nämlich, wie
wir gesehen haben, zu jenen Einwirkungen, welche am sichersten den
asthenischen Zustand der Nervenfaser herbeiführen, als dessen Haupt-
merkmale wir verlängerte Dauer der ganzen Zuckung und namentlich des
Stadiums der Latenz kennen lernten. Ebenso ergab sich bei höheren
Graden der Asthenie Abnahme der Zuckungshöhe und endlich gleichmässige
Reaction auf stärkere und schwächere Reize durch minimale tetanische
Zuckungen von gleicher Höhe.

Hiernach liegt die Vermuthung nahe, es möchten wohl überhaupt die
in Folge der Kälte eintretenden Veränderungen der Reflexzuckungen nicht
sowohl durch eine Wirkung auf das Centralorgan als durch jene astheni-
sirende Wirkung auf den peripherischen Nerven veranlasst sein. Man
könnte sich denken, die in normaler Weise zu Stande gekommene Reflexerregung erfahre erst bei ihrer Leitung durch den motorischen Nerven und
bei der Uebertragung auf den Muskel jene Veränderung, welche sich an
den obenbeschriebenen Merkmalen verräth. Aber zwei Thatsachen verbieten
uns eine solche Auffassung. Erstens verräth sich die Einwirkung der Kälte
im Verlauf der Reflexzuckung früher und intensiver als im Verlauf der
durch directe Reizung des motorischen Nerven gewonnenen Vergleichszuckung. So zeigen in Fig. 19 von *D* an die Reflexzuckungen einen
tetanischen Verlauf, während dies bei den Vergleichszuckungen trotz ihrer
grösseren Höhe durchaus nicht der Fall ist. Ebenso tritt die Reflexerregung viel früher in das Stadium, wo Reize von jeder Stärke gleichmässig einen minimalen Tetanus herbeiführen. Das zweite und haupt-
sächlichste Kennzeichen aber, welches für eine selbständige Veränderung
der Reflexerregbarkeit zeugt, besteht in der näheren Art der Latenz-
änderung. Es nimmt nämlich nicht bloss die totale Latenzzeit zu, sondern
relativ viel beträchtlicher als diese der Zeitraum, der zwischen dem Beginn der Vergleichszuckung und der Reflexzuckung gelegen ist, d. h. die
Differenz- oder Reflexzeit, so dass die letztere schon innerhalb einer
kurzen Versuchsreihe bis auf 0,035 Sec. wachsen kann, eine Dauer, die
beinahe dreimal grösser ist als die ebenfalls schon beträchtliche Verlängerung der Reflexzeit, die wir in Folge der Ermüdung beobachtet haben.
(Vergl. §. 14 S. 26). Aus diesen Vergleichungen geht unzweifelhaft hervor, dass die Veränderungen im Verlauf der peripherischen Leitung nicht
nur nicht zureichen, um die Veränderungen im Verlauf der Reflexzuckung

zu erklären, sondern dass auch die ursprünglichen Veränderungen der centralen Reflexerregung viel bedeutender sind als diejenigen der pheripherischen Erregung, ob zwar sie in der nämlichen Richtung liegen. Als
allgemeines Resultat können wir demnach feststellen: die Veränd er-
ungen, welche die Einwirkung der Kälte im Verlauf der Re-
flexe_rregung·hervorbringt, gleichen vollständig' den unter
denselben Bedingungen im Verlauf der peripherischen
Reizung eintretenden Veränderungen, sie übertreffen aber
die letzteren an Intensität.

§. 34. Den Veränderungen, welche die Einwirkung der Kälte in der
Reflexreizbarkeit und in dem Verlauf der Reflexe hervorbringt, läuft parallel
eine auffallende Veränderung des Rückenmarks in seinem Verhalten gegen
jene toxischen Einwirkungen, welche eine Erhöhung seiner Reizbarkeit
hervorbringen. Sucht man nämlich, nachdem unter dem Einfluss der Kälte
die Reflexreizbarkeit geschwunden ist, durch Einverleibung von Strychnin
dieselbe wieder zu erwecken, so zeigen sich selbst grössere Dosen dieses
Giftes völlig wirkungslos. Im Gegensatze hierzu beobachtet man in der
Sommerwärme zuweilen schon nach minimalen Gaben eine ungewöhnliche
Steigerung der Reizbarkeit. Hieraus darf man wohl schliessen, dass die
Wirkung dieses Giftes durch die Kälte gehemmt und dagegen durch höhere
Temperatur begünstigt werde. Obgleich demnach die Erscheinungen, welche
die Kälte hervorbringt, denjenigen, die man nach der Einverleibung des
Strychnin und anderer reflexerhöhender Gifte wahrnimmt, ähnlich sind,
so unterstützen sich doch diese beiden Einwirkungen keineswegs, wenn sie
gleichzeitig stattfinden, sondern es kann im Gegentheil die auf toxischem
Wege zu Stande gekommene Erhöhung der Reflexerregbarkeit durch Erniedrigung der Körperwärme vermindert oder sogar ganz beseitigt werden,
ein Umstand, der möglicher Weise in therapeutischer Beziehung nicht ohne
Bedeutung sein dürfte.

Im allgemeinen steht die reflexerhöhende Wirkung der Kälte ohne
Zweifel mit der geläufigen Beobachtung, nach der sie beim Menschen
Schüttelfröste hervorruft, in Uebereinstimmung. Denn der Schüttelfrost
deutet ja offenbar nach seiner ganzen Erscheinungsweise auf eine gesteigerte
Reflexerregbarkeit des Rückenmarks hin. Vielleicht ist es sogar nur diese
häufige Verbindung des Schüttelfrostes mit der Kälteeinwirkung, welche
uns veranlasst, ähnliche Reflexkrämpfe, die aus andern Ursachen entstanden
sind, ebenfalls unwillkürlich mit der Kälteempfindung zu associiren; Auch
dass die fortgesetzte Einwirkung der Kälte die Reflexreizbarkeit allmälig
herabsetzt, ist aus der pathologischen Beobachtung am Menschen wohl
bekannt.

§. 35. Untersucht man die Verhältnisse der Reflexerregbarkeit des
Frosches in verschiedenen Jahreszeiten, so stellen sich auffallende Unterschiede heraus, die mit den Wirkungen der erniedrigten und erhöhten

Temperatur durchaus übereinstimmen, und die man daher mit grosser Wahrscheinlichkeit selbst als bedingt durch diese Temperaturwirkungen betrachten kann.

In den Wintermonaten beobachtet man nämlich nicht selten, ohne dass während des Versuchs eine Kälteeinwirkung stattfindet, namentlich bei frisch eingefangenen Thieren grosse Reflexerregbarkeit, und dabei zugleich Vergrösserung der Latenz und verlängerte Dauer der Reflexe. Während die directen Muskelzuckungen meist nur wenig verlängert sind im Vergleich mit ihrer gewöhnlichen Dauer, zeigen die Reflexe oft einen tetanischen Verlauf neben ausserordentlich verspätetem Eintritt, so dass ganz das nämliche Bild wie in einem gewissen Stadium der Strychninwirkung entsteht. Dass man es aber hier lediglich mit Temperaturwirkungen zu thun hat, dafür spricht auch der weitere Verlauf der Erscheinungen. Unterwirft man nämlich ein unmittelbar der Kälte entnommenes Thier in der erhöhten Zimmerwärme dem Versuch, so schwinden allmälig jene Erscheinungen, und es stellt noch vor dem gänzlichen Schwinden der Reflexerregbarkeit das gewöhnliche Verhalten sich ein.

Die Fig. 20 stellt diesen Verlauf der Erscheinungen an einer Anzahl von Zuckungscurven dar, welche einer längeren im December ausgeführten Versuchsreihe entnommen sind. *A* und *B* sind im Anfang dieser Reihe von dem unmittelbar der Kälte entnommenen Thier gezeichnet worden; die Versuche *C* und *D* gehören sodann einem etwas späteren Stadium,

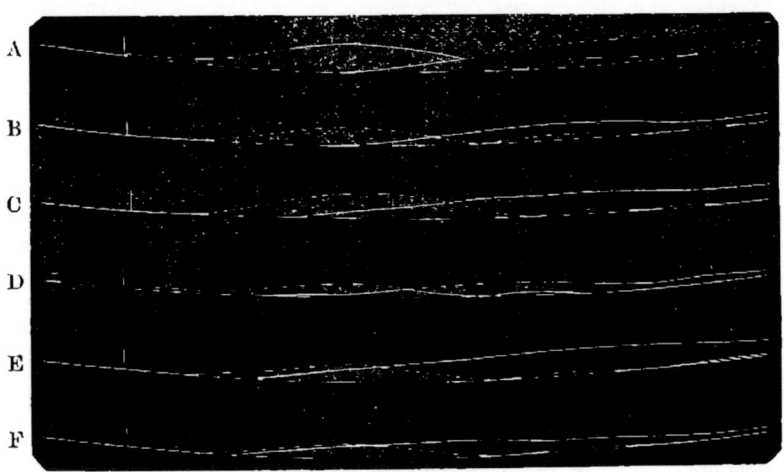

Fig. 20.

endlich *E* und *F* dem Schluss der ganzen Versuchsreihe an. In allen Versuchen ist der durch Reizung einer gleichseitigen Ischiadicus-Wurzel ausgelöste Reflexe mit der durch directe Reizung des motorischen Nerven gewonnenen Zuckung verglichen. Die Reizstärke war in allen Versuchen nahehin constant, nämlich ein Oeffnungsinductionsschlag, bei der sensibeln Wurzel mit dem Rollenabstand 10—12, beim Nerven mit dem Rollenabstand 21—22. Die ganze Versuchsreihe zerfiel aber in mehrere Perioden mit zwischengelegenen grösseren Pausen, so dass sich aus jedem Stadium stärkere Zuckungen (A, C, E) mit schwächeren (B, D, F) zusammenstellen liessen, bei welchen letzteren sich die Ermüdung in höherem Grade geltend machte. Die Kältewirkung wird in dem Verlauf und Eintritt der Reflexe zunächst sehr deutlich bemerkbar (A und B), indem nicht nur bei der schwächsten Erregung schon ein tetanischer Reflex auftritt, sondern indem auch die Dauer der Reflexzeit gewaltig vergrössert ist. In C und D ist zwar noch der Verlauf des Reflexes tetanisch, aber die Dauer der Reflexzeit hat sich bereits beträchtlich vermindert. In E und F endlich ist die letztere nahehin auf ihre normale Grösse herabgesunken, und auch der tetanische Verlauf hat sich wenigstens bei schwächeren Zuckungen etwas ermässigt (F).

In der wärmeren Jahreszeit erhält man zwar ebenfalls nicht selten tetanische Reflexe, namentlich wenn man genöthigt ist zu sehr starken Reizen zu greifen. Doch ist hier keineswegs, wie bei den dem Einfluss der Kälte unterworfenen Thieren, der tetanische Verlauf als die Regel anzusehen. Vielmehr verhält sich hier die Reizbarkeit des Rückenmarks im wesentlichen nicht anders als diejenige der peripherischen Nerven, bei denen ja ebenfalls unter Umständen ein momentaner Reiz einen Tetanus auslösen kann. Der einzige Unterschied besteht darin, dass dies allerdings beim Rückenmark leichter geschieht, so dass man hier kaum einem Präparate begegnet, welches nicht auf sehr starke Inductionsschläge mit tetanischer Contraction reagirte. Begünstigt wird dieser Tetanus noch durch den Einfluss oft wiederholter momentaner Reize, auf welchen wir unten zurückkommen werden. Im allgemeinen aber gestalten sich in der wärmeren Jahreszeit und ebenso im Winter bei einige Zeit in der Wärme aufbewahrten Thieren die Erscheinungen durchaus in der früher in Fig. 3 u. f. dargestellten Weise, d. h. die Reflexzuckung ist zwar verlängert im Vergleich mit der directen, sie trägt aber bei den meisten Reizintensitäten nicht den Charakter des Tetanus an sich, sofern nicht aussergewöhnliche Einwirkungen, wie Vergiftung mit reflexerhöhenden Giften, oder andere den asthenischen Zustand herbeiführende Einflüsse stattgefunden haben.

Aus den hier dargestellten Erscheinungen gewinnen wir ein ziemlich vollständiges Bild der Veränderungen, welche mit dem Wechsel der Jahreszeiten in der Reflexerregbarkeit des kaltblütigen Thieres sich einstellen. Es lehrt aber zugleich die Betrachtung unserer Versuche sehr augenfällig, wie diese Veränderungen im allgemeinen denjenigen, die in den Eigenschaften der peripherischen Nervenfaser sich einstellen, parallel gehen. Verlängerung der Zuckungsdauer, Vergrösserung der Latenzzeit und allmälige Ausgleichung der Zuckungshöhe, so dass diese bei minimalen und

maximalen Reizen geringere und schliesslich gar keine Unterschiede mehr
zeigt: dies sind die Erscheinungen, welche uns als Wirkungen der Winter-
kälte auf die Reizbarkeitsverhältnisse des Nerven entgegengetreten sind.
Das Centralorgan bietet nun die nämlichen Veränderungen dar, aber im
vergrösserten Maassstabe. Die Zuckung ist hier meistens nicht nur
verlängert, sondern sie geht in einen dauernden, tetanischen Verlauf über,
und die Latenzzeit ist viel bedeutender vergrössert als beim peripherischen
Nerven, daher die Reflex- oder Differenzzeit enorm vergrössert erscheint.
Vergleicht man die Fig. 20 (S. 60) mit den Figuren 2—5 (S. 15—17) nicht
nur in Bezug auf das Verhalten der Reflexe sondern auch in Bezug auf
den Eintritt und die Beschaffenheit der Vergleichszuckung, so übersieht
man sogleich diese Verhältnisse. In allen diesen Versuchen war nicht nur
die Amplitude des Pendels die nämliche, sondern es entspricht auch der
verticale Strich in jeder Figur, der den Moment der Reizungen bezeichnet,
immer dem nämlichen Punkte des Schwingungsbogens. Während beispielsweise in den Versuchen der Fig. 3 die Latenz der peripherischen Reizung
0,024 beträgt, ist sie in Fig. 20 etwa gleich 0,036 Sec., also um $1/_3$ grösser.
Dagegen beträgt die Reflexzeit dort kaum mehr als 0,015, hier dagegen
in den ersten Versuchen 0,060 Sec., ist also um das vierfache vergrössert.

§. 36. Einige numerische Versuchsbeispiele mögen schliesslich diese
Einflüsse der Temperaturänderung sowie der Jahreszeiten auf den Reflex-
vorgang noch etwas näher veranschaulichen. Den Einfluss der künstlichen
Abkühlung zeigt Versuch I, den Einfluss der kalten und der wärmeren
Jahreszeit stellen Versuch II und III dar, von denen der erste im
December, der zweite zu Ende April an frisch eingefangenen Fröschen
ausgeführt worden sind. Diese Jahreszeiten, der beginnende Winter und
der Anfang des Frühjahrs, sind zugleich diejenigen, in denen es am
leichtesten gelingt, länger dauernde Versuchsreihen über Reflexerregung ohne
Herbeiziehung der Hülfsvergiftung, die hier natürlich überall ausgeschlossen
werden muss, auszuführen. Dabei zeigt sich aber im April, wenigstens
in Süddeutschland, wo diese Versuche noch ausgeführt worden sind, die
Reflexzeit im Vergleich mit den Wintermonaten wieder verkürzt, und die
Neigung zu tetanischen Reflexen ist bereits im Verschwinden begriffen. Die
Bedeutung der Bezeichnungen M, S, V, R u. s. w. ist hier wieder die
nämliche wie in den §. 15 (S. 27) mitgetheilten Versuchsreihen.

Versuch I.

8. December. Frosch von 194 Mm. Länge. Oeffnungsinductionsschläge V absteigend, R aufsteigend. Das Thier wird zu Beginn des Versuchs in Eis gepackt und bleibt dies während der ganzen Versuchsdauer.

Nr.	M	S	V		R		Lz	Rz
			h	l	h	l		
1	18	10	1,8	75	1,8	80	18	2
2	18	10	3	70	3	80	20	5
3	21	10	2,3	70	2,3	70	20	5
4	17,4	10	2,5	70	2,3	70	22	7
5	17,5	10	2,3	70	2,3	70	21	6
6	20	10	2,5	72	1,5	tet.	25	8
7	17	10	2,5	75	2		24	7
				Pause.				
8	17	10	3,5	80	2	tet.	21	8
9	17	10	3	75	3		22	8
10	16	10	3,5	75	2	„	25	8
11	16	10	3,2	78	2	„	25	10
				Pause.				
12	16	10	3,3	78	2	tet.	25	11
13	16,5	10	3	78	1		27	12
14	16,5	10	2,8	78	1		27	12

Versuch II.

1. December. Frosch von 192 Mm. Länge, frisch eingefangen. Oeffnungs-inductionsschläge M absteigend, R aufsteigend.

Nr.	M	S	V		R		Lz	Rz
			h	l	h	l		
1	21,4	10	4	45	2,5	tet.	43	33
2	21,8	10	4	46	3,5	„	33	23
3	22	10	5	50	2,5	„	36	26
4	22	10	2,5	40	2	„	35	25
5	22	10	6	58	5	„	20	11
8	22,2	10	5	52	4	„	22	12
9	22,5	11	4,5	50	3,5	„	22	12
10	22,8	12	3	44	2	„	26	16
11	23,7	13	1	36	1	62	30	15
				Pause.				
13	21,6	10	4,5	52	4,5	tet.	20	11
14	22,5	10	2	40	2,5	„	24	13
15	22,5	10	3	47	3	„	27	17
16	22,6	10	1,5	35	1,8	„	30	15

Darauf eine grössere Zahl von Versuchen, die im wesentlichen übereinstimmen. Ende der Versuchsreihe.

Nr.	M	S	V		R		Lz	Rz
			h	l	h	l		
17	21,5	14	2,3	44	4	tet.	22	10
18	21,5	12	2,2	40	3,5		20	5
19	21,5	10	2	38	2,3		17	3
20	21,5	12	2	42	2,8		22	7
21	21,5	14	2	38	1,5		20	5

Versuch III.

29. April. Frosch von 185 Mm. Länge, frisch eingefangen. Oeffnungs-inductionsschläge, M absteigend, S aufsteigend.

Nr.	M	S	V		R		Lz	Rz
			h	l	h	l		
1	16	16	7	29	5	tet.	10	5
2	18	18	12	30	2	70	14	8
3	20	20	7	30	1	55	15	10

Pause.

Nr.	M	S	V		R		Lz	Rz
4	26,5	12	5,2	32	3	35	11	5
5	26,7	10	4,5	33	2	45	10	3

Pause.

6	26,7	10	2	41	2	54	15	3
7	25	12	3,5	50	1,5	55	16	8

Pause.

8	23	12	2	42	1,5	45	15	5

Von nun an Verstärkung der Zuckungen durch Aequilibriren des Muskelhebels.

9	22	10	7,5	66	6,5	68	11	3
10	20	10	7,5	67	7,5	tet.	12	6
11	22,8	16	3	45	3	50	12	2

Pause.

12	27	16	2,5	45	2	50	15	4
13	27,5	14	2	45	1,3	45	18	7
14	28	12	2	44	1	40	17	7

II. Nachwirkungen der Reizung.

§. 37. Bekanntlich hinterlässt jede Reizung eines peripherischen Nerven als Nachwirkung eine Veränderung der Reizbarkeit, welche man mit den Veränderungen, die der constante Strom in den Eigenschaften des Nerven hervorbringt, als Modification zu bezeichnen pflegt. Wir haben uns früher überzeugt, dass diese Modification sich nicht wesentlich verschieden verhält, ob man kurz dauernde elektrische Stromstösse oder andere momentane Reize, wie z. B. plötzliche mechanische Einwirkungen, auf den Nerven anwendet. *) Es liegt daher kein Grund vor, einem sehr kurze Zeit dauernden Stromstoss eine andere Wirkung zuzuschreiben als diejenige, die jedem momentanen Reiz zukommt. Freilich gestaltet sich dies schon bei Schliessungsinductionsschlägen anders, wo, wenigstens in vielen Fällen, die Dauer des Stromstosses nicht mehr vernachlässigt werden kann und sich darum bereits Wirkungen einstellen, die aus der elektrischen Modification zu erklären sind, wie z. B. die Thatsache, dass bei einer gewissen Stärke der Inductionsschläge die Zuckungen wieder ab- und ihre Latenzzeiten zunehmen (Abth. I S. 179 f.). Ebenso können aber Oeffnungsinductionsschläge, wenn sie oft nach einander in der nämlichen Richtung einwirken, neben der allgemeinen Reizmodification eine elektrische Modification verursachen, was sich theils darin ausspricht, dass die durch Stromstösse hervorgebrachte positive Modification bei absteigender Richtung der Stromstösse leichter hervorgebracht wird als bei aufsteigender,**) theils aber darin, dass die Modification überhaupt stärker ist, wenn die Stromstösse in der nämlichen Richtung sich wiederholen. Ausser der positiven kann man aber auch in Folge der Einwirkung von Stromstössen und andern momentanen Reizen eine negative Modification, d. h. Abnahme der Erregbarkeit, beobachten. Diese, die gewöhnlich so genannte Ermüdung, tritt vorzügsweise nach sehr häufig und rasch einander folgenden Reizungen in die Erscheinung. Trotzdem glaubte ich in meiner ersten Mittheilung über die positive Modification durch Reizungen ***) diese als einen Zustand ansehen zu müssen, welcher der negativ modificirenden Wirkung erst nachfolge, hauptsächlich' gestützt auf die Thatsache, dass die positive Modification am leichtesten eintritt, wenn man eine gewisse nicht allzu kurze Zwischenzeit zwischen den verändernden Reizen verfliessen lässt. Aus diesem Grunde bezeichnete ich die positive Modification als die „secundäre", die negative als die „primäre". Es schienen damit auch die Veränderungen, die nach längerem Durchströmen des Nerven durch den elektrischen Strom sich einstellen, im Einklang zu stehen. Zwischen dem Oeffnen der Kette und dem Losbrechen des s. g. Ritter'schen Tetanus verfliesst nämlich im allgemeinen eine um so längere Zeit, je länger der Nerv durchströmt worden ist, und diese Erscheinung lässt sich darauf zurückführen, dass nach dem Oeffnen der Kette

---

*) Vergl. Abth. I Cap. 4. Ebenso vergl. hierzu meine Abhandlung in Du Bois-Reymond's und Reichert's Archiv 1859 S. 537.

**) Du Bois-Reymond's und Reichert's Archiv a. a. O. S. 541.

***) Reichert's und du Bois-Reymond's Archiv ebend.

zunächst eine negative Modification zurückbleibt, welche allmälig erst der positiven Platz macht.

Nach den in der ersten Abtheilung dieser Untersuchungen gewonnenen Resultaten lässt sich jedoch jene Vorstellung in Bezug auf den Wechsel der Modificationen nicht festhalten. Wir sahen nämlich, dass der durch einen momentanen Reiz hervorgebrachte Zustand der Erregung eine sehr viel längere Zeit andauert, als man sich dies vorgestellt hatte, dass er insbesondere stets die Dauer der Zuckung beträchtlich überdauert, wie sich an dem zurückbleibenden Zustand erhöhter Erregbarkeit verräth. Allerdings sahen wir, dass bei sehr leistungsfähigen Nerven dieses gleichmässige Abklingen der Erregung durch eine sehr rasch vorübergehende Hemmung, also eine negative Modification unterbrochen wird, welche momentan der Zuckung zu folgen pflegt. Aber diese Erscheinung ist zu vorübergehend und vor allem zu inconstant, als dass darauf hin ein Wechsel negativer und positiver Modification als Regel sich annehmen liesse. Mag es immerhin sein, dass jene Schwankung negativer Modification, welche zuweilen kurz nach dem Ende der Zuckung sich einstellt, eine mit der negativen Modification unmittelbar nach Oeffnung einer constanten Kette verwandte Erscheinung ist: als das regelmässige Verhalten des Nerven nach Einwirkung eines momentanen Reizes wird man immerhin dies zu betrachten haben, dass die Erregung selbst mehr oder weniger lange nach beendeter Zuckung als gesteigerte Erregbarkeit nachklingt. Jene positive Modification, welche man durch häufige Wiederholung momentaner Reize in geeigneten Pausen erzielt, ist demnach nichts anderes als eine Summationswirkung. Während die vorangegangene Reizung noch abklingt, trifft den Nerven ein neuer Reiz, der, indem er stärker wirkt, auch stärker nachklingt, u. s. f. Eine Bedingung, unter der man allein die positive Modification beobachtet, ist darum auch die, dass die Intervalle der Reize hinreichend klein seien, um den Nerven jedesmal noch innerhalb des Stadiums der abklingenden Erregung zu treffen. Allerdings müssen wir aber voraussetzen, dass auch während dieses Stadiums nebenbei ein Verbrauch der inneren Kräfte des Nerven stattfindet, der um so grösser ist, je stärker die Erregung abklingt, daher also wächst, je mehr man der Zuckung sich nähert und während der Zuckung selbst am grössten ist. Hieraus erklärt es sich wiederum, dass man die positive Modification nicht beliebig weit treiben kann, sondern dass sehr bald negative Modification d. h. Ermüdung an ihre Stelle tritt. Wegen des stärkeren Verbrauchs während und unmittelbar nach der Zuckung lässt sich überdies die positive Modification am weitesten treiben, wenn die momentanen Reize nicht allzu rasch auf einander folgen, so dass je ein nächster erst gegen das Ende des Stadiums abklingender Erregung, in welchem sich der Nerv vom vorhergehenden Reize her befindet, eintritt.

§. 38. Wir wenden uns nun zur Anwendung dieser am peripherischen Nerven gewonnenen Ergebnisse auf das Reflexorgan.

Die Versuche habe ich hier in der folgenden Weise ausgeführt. In der Regel wurde einer der Wurzeln des Ischiadicus der modificirende Reiz zugeführt, der entweder aus den tetanisirenden Stromstössen eines in Gang versetzten Magnetelektromotors oder aus mehreren einzelnen, sich langsamer folgenden Inductionsstössen bestand. Der Versuch wurde dann so eingerichtet, dass auf je einer Abscissenlinie 1) eine Reflexzuckung *a* v o r der Einwirkung des modificirenden Reizes, sodann 2) eine Reflexzuckung *b* u n - m i t t e l b a r nach seiner Einwirkung und endlich 3) eine ebensolche Zuckung *a'* etwas längere Zeit nachher gezeichnet wurde, wenn die modificirende Wirkung sich ganz oder grösstentheils wieder ausgeglichen haben konnte. Als gelungen durfte der Versuch namentlich dann betrachtet werden, wenn die Zuckungen *a* und *a'* vollständig oder nahezu vollständig zusammenfielen, oder auch wenn sie in entgegengesetzter Richtung als die Zuckungen *a* und *b* sich unterschieden. Denn dies war offenbar ein Zeichen, dass sich die Reflexreizbarkeit unabhängig von dem modificirenden Reize entweder nicht erheblich oder aber in umgekehrter Richtung geändert hatte.

Als allgemeines Resultat der so ausgeführten Versuche ergibt sich nun, dass jede nicht allzu lang andauernde Reflexerregung eine Zeit lang eine gesteigerte Reflexreizbarkeit hinterlässt, und zwar ist die letztere ebensowohl dann nachzuweisen, wenn der modificirende und der prüfende Reiz die nämlichen, als wenn dieselben verschiedene und sogar auf verschiedenen Seiten in das Rückenmark tretende Fasern trafen. Dieser Umstand beweist zugleich, dass dabei die etwaige Modification der gereizten Nervenfasern nicht von entscheidender Bedeutung sein kann. Ebenso wenig kann aber die Modification der motorischen Fasern, die sich zu den registrirenden Muskeln begeben, herbeigezogen werden. Hierfür liegt der Beweis in dem ganzen Verlauf jener Modification, welche sich nach länger dauernden Reflexreizungen entwickelt. Bringt man nämlich durch den modificirenden Reflexreiz einen länger dauernden Tetanus hervor, so hinterlässt dieser am motorischen Nerven selbst unmittelbar eine mehr oder weniger starke Ermüdung. Trotzdem ist gleichzeitig bei leistungsfähigeren Thieren die Reflexreizbarkeit des Rückenmarks immer noch gesteigert: die nämliche Erregung, welche den peripherischen Nerven bereits in n e g a t i v e Modification versetzt, hinterlässt also in der centralen Substanz des Rückenmarks immer noch eine p o s i t i v e Modification.

So kommt es denn, dass bei einigermassen leistungsfähigen Thieren die gewöhnliche Nachwirkung der Reflexreize eine gesteigerte Reflexreizbarkeit ist, welche nur sehr langsam wieder dem früheren Zustande Platz macht. Von den drei in der oben beschriebenen Weise erhaltenen Prüfungszuckungen ist daher *b* regelmässig beträchtlich höher als *a*, und *a'* pflegt zwischen beiden die Mitte zu halten. Doch kann auch, wenn indessen Ermüdung eingetreten war, die zweite Vergleichszuckung *a'* niedriger sein als die erste *a*, oder sie kann selbst auf null herabsinken, da, wie schon mehrfach erwähnt, in solchen Fällen, wo keine Hülfsvergiftung herbeigezogen wird, nicht selten die Reflexreizbarkeit ausserordentlich rasch sinkt. Die Hülfsvergiftung ist aber selbstverständlich bei allen diesen Versuchen ausgeschlossen. Die Fig. 21 zeigt drei einer einzigen Versuchsreihe entnommene Beispiele, in denen die verschiedenen oben unterschiedenen Fälle vorkommen. *a* bezeichnet die vor der Modification, *b* die unmittelbar

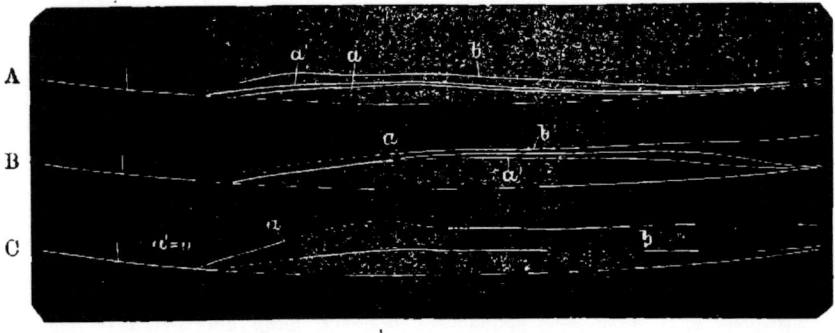

Fig. 21.

nach der Modification gezeichnete Reflexzuckung; *a'* ist die zweite Vergleichszuckung, die jedesmal nach Verfluss einer längeren Pause nach Vollendung der Zuckung *b* gezeichnet wurde. Zur Modification wurden aufsteigende Oeffnungsinductionsschläge verwendet, deren bei jeder einzelnen Modification immer mehrere einwirkten, und zwar in solchen Pausen, dass die durch den einzelnen Reiz ausgelöste Zuckung beendet war, bevor ein neuer Reiz einwirkte. Der in *A* dargestellte Fall ist der gewöhnliche. Die zweite Vergleichszuckung *a'* zeigt hier noch Nachwirkung der Modification. Ebenfalls nicht selten geschieht es aber, dass, wie in *B*, *a'* unter *a* herabsinkt in Folge eingetretener Ermüdung. Seltener ist die letztere in der kurzen Zeit seit dem Ende der Zuckung *b* so bedeutend geworden, dass, wie in *C*, *a'* gleich null wird.

§. 39. Ich füge diesem graphischen nun noch ein numerisches Beispiel bei in Gestalt einer im August ausgeführten Versuchsreihe, in welcher ebenfalls von der gleichseitigen Ischiadicus-Wurzel aus die Modification vorgenommen wurde; auch die Zuckungen *a*, *b* und *a'* wurden von der nämlichen Wurzel ausgelöst. Bei jeder Zuckung sind Höhe (H) und Latenzzeit (Lz) gemessen. Die Modification geschah jedesmal durch 4 — 6 vereinzelte Oeffnungsinductionsschläge.

Nr.	a		b		a'	
	H	Lz	H	Lz	H	Lz
1	8,5	8	8,5	7	8,5	8
2	8	14	9	13	8	14

Nr.	a		b		a'	
	H	Lz	H	Lz	H	Lz
3	2	14	4	11	2,5	13
4	8	12	10	10	—	—
5	1	15	9,5	9	8	10
6	6,5	12	8	11	—	—
7	6,5	13	8	10,5	5,5	13
8	6	12	8	10	5	12
9	7	9	8,5	8	7	10
10	0	—	2	—	2	—
11	2,3	16	5	13	6,5	13
12	3,4	15	8	12,5	0	—
13	0	—	5	10	5	10
14	5	15	6	12	4,5	15

§. 40. Lässt man den modificirenden Reflexreiz sehr lange oder sehr häufig auf das Rückenmark einwirken, so hinterlässt derselbe unmittelbar eine negative Modification. Durch tetanisirende Reize wird daher auch hier leichter die letztere, durch einzelne in etwas grösseren Pausen einwirkende Reize leichter die positive Modification hervorgerufen. Ist die Kraft der Thiere leicht erschöpfbar, wie z. B. in den letzten Wintermonaten oder nach längerer Gefangenschaft, so kann die negative Modification schon nach einem kurzen Tetanus eintreten; ja es kommt dann oder am Ende länger dauernder erschöpfender Versuchsreihen vor, dass nur noch einige in etwas längeren Zwischenräumen wiederholte Reizstösse die positive, jede ein wenig länger dauernde Reizung aber schon die negative Modification hinterlässt. Hier ist dann in der That zwischen der Veränderung des Rückenmarks durch die Reizung und der eines peripherischen Nerven kein erheblicher Unterschied mehr.

Dieser Unterschied überhaupt bezieht sich aber, wie man sieht, nicht auf die Art der Veränderungen, sondern nur auf ihre Dauer und die grössere oder geringere Leichtigkeit ihres Eintritts. Beim Rückenmark hinterlässt, gerade so wie beim peripherischen Nerven, jede Reizung zunächst eine positive Modification. Diese ist aber beim Centralorgan nur sehr viel dauernder, und bleibt auch nach verhältmässig starken und anhaltenden Reizen zurück. Uebersteigt ferner die Reizung eine gewisse Zeitgrenze der Dauer, so ist beim Rückenmark, ebenso wie beim Nerven, schon nach sehr kurzer Zeit negative Modification anzutreffen. Das Rückenmark kann aber stärkere Reize ertragen, ehe dieselbe in der gewöhnlichen Form der Ermüdung sich geltend macht.

III. Toxische Einwirkungen.

1. Strychnin.

§. 41. Dieses Gift ist das bei weitem interessanteste und eignet sich durch die Sicherheit seiner Wirkung und durch die Genauigkeit, mit der sich diese Wirkung nach der dargereichten Menge abstufen lässt, ganz be-besonders zum genaueren Studium der Veränderungen, welche die reflex-erhöhenden Einwirkungen überhaupt hervorbringen. So bekannt aber auch die Hauptwirkung des Strychnin, die Vergrösserung der Reflexerreg-barkeit, ist, so wenig erforscht sind bis jetzt die näheren Umstände, von welchen diese Erscheinung begleitet wird. Ich habe daher gerade das Strychnin zum Gegenstand einer sehr umfänglichen Experimentalunter-suchung genommen, die sich über mehrere Jahre erstreckt und zahlreiche Versuche umfasst.

Die Einverleibung sehr kleiner Dosen des Giftes von 0,02 bis höchstens 0,04 Milligr. des salpetersauren Salzes, bewirkt zunächst keine andere Veränderung als eine deutliche Zunahme der Reflexerregbarkeit. Die Reflexzuckungen treten bei schwächeren Reizen und bei jedem einzelnen Reize mit grösserer Sicherheit als zuvor ein; weder zeigt sich aber in der Dauer der latenten Reizung noch in dem sonstigen Verlauf eine irgend merkliche Abweichung von normalen Reflexzuckungen. Eben aus dieser Thatsache haben wir oben die Berechtigung geschöpft, die Vergiftung mit minimalen Dosen in vielen Fällen als ein blosses experimentelles Hülfs-mittel heranzuziehen. Schon bei diesen minimalen Dosen kann sich nun aber bei geeigneter Beschaffenheit der Präparate im weiteren Verlauf des Versuchs, und namentlich wenn der reflexerhöhende Einfluss häufiger Reizungen hinzutritt, eine weitere Veränderung einstellen, indem sich die Reflexzuckungen in ihrer Dauer verlängern, während sich gleichzeitig ihr Eintritt immer mehr verspätet. Sicherer und rascher erfolgt jedoch die gleiche Veränderung, wenn von Anfang an eine etwas grössere Dosis des Giftes verwendet wurde, oder wenn man die minimale Dosis wiederholt. Es geht dann ganz allmälig, während die Dauer der latenten Reizung des Reflexes immer mehr zunimmt, der Verlauf der Zuckung in einen continuir-lichen Tetanus über, der schon bei den schwächsten Reizen eintritt und mit der Verstärkung derselben nur wenig zunimmt. Auf der Höhe der Strychninwirkung tritt bei einem Reize, der eben stark genug ist, um den Reflex auszulösen, sogleich auch schon die Maximalerregung ein. Das Ge-biet von Reizstärken, innerhalb dessen eine Steigerung der Reizwirkung stattfindet, wird also bei zunehmender Giftwirkung immer kleiner und zu-letzt verschwindend klein. Gleichzeitig hat sich auch der Verlauf der durch directe Erregung des motorischen Nerven ausgelösten Zuckung ver-ändert. Zunächst wird dieselbe nur etwas verlängert, wie dies der gewöhnlichen Wirkung der Ermüdung oder dem Bestehen mässiger Grade des asthenischen Zustands entspricht. Bei wachsender Strychninwirkung geht dann aber auch diese Zuckung in einen Tetanus über, der sichtlich ein reflectorischer ist, erregt zunächst durch die centripetale Leitung des den Nervenstamm treffenden Reizes nach dem Rückenmark. Diese centripetale Wirkung tritt wegen der im vorigen Kapitel (S. 47) besprochenen geringeren Reizbarkeit des Nervenstamms erst bei höheren Graden der Strychninwirkung ein, und auch hier pflegt zunächst bei schwächeren Reizen bloss die directe Zuckung beobachtet zu werden, und erst bei stärkeren Reizen tritt eine Contraction auf, die aus der directen Zuckung und dem Reflextetanus combinirt ist.

§. 42. Wir wollen nun zunächst den ganzen Verlauf der Strychninwirkung an einem graphischen Beispiel verfolgen. Die Zuckungen in Fig. 22 sind sämmtlich einer einzigen längeren Versuchsreihe entnommen; die zuerst beginnende Zuckung ist jedesmal wieder die directe, die später beginnende ist die Reflexzuckung, ausgelöst durch Reizung einer gleich-

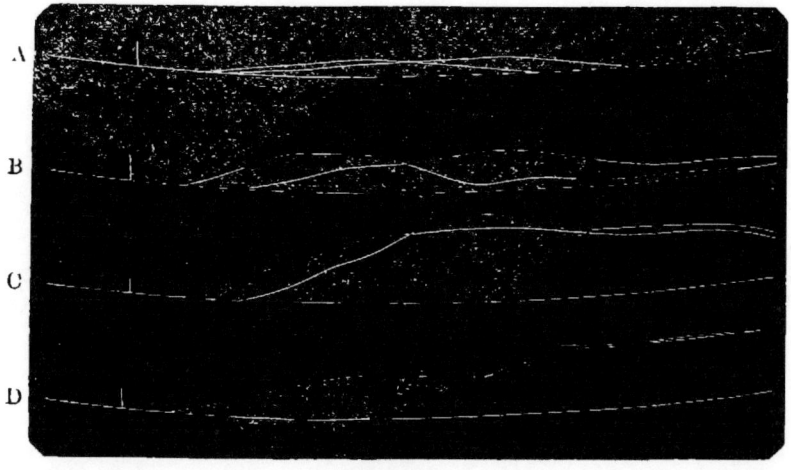

Fig. 22.

seitigen sensibeln Wurzel des Hüftnerven. Die Zuckungen A sind vor der Einverleibung des Giftes gezeichnet; sie gleichen vollständig den früher (in Fig. 2 u. f.) mitgetheilten. Unmittelbar nachher beginnt die Giftwirkung. Die Fig. B gibt ein Bild aus dem ansteigenden Stadium derselben: die Reflexzuckung beginnt tetanisch zu werden, ihre latente Reizung ist bereits bedeutend verlängert, die directe Zuckung zeigt nur den gewöhnlichen, etwas asthenischen Verlauf. In C hat die Giftwirkung weiter zugenommen. Beide Zuckungen sind nun tetanisch geworden, nur ist der vom Nervenstamm ausgelöste Tetanus etwas schwächer. Endlich

in D sind beide Zuckungen gleichmässig tetanisch, und zugleich hat die
Verzögerung der Reflexzuckung enorm zugenommen; sie ist hier bis auf
0,07 Sec. angewachsen, eine Grösse, die fast der ganzen Dauer einer
gewöhnlichen durch einen momentanen Reiz ausgelösten Muskelzuckung
entspricht.

Während die Steigerung der Reflexerregbarkeit dem Stadium sich nähert,
wo die schwächsten und die stärksten Reize gleicher Weise eine maximale Erregung auslösen, wird übrigens der Eintritt der Reflexerregung nicht
etwa im selben Sinne nivellirt, sondern hier findet gerade das Gegentheil
statt: mit der Annäherung an den Zustand, wo jeder Reiz Maximalerregung bewirkt, nehmen gleichzeitig die Unterschiede
der latenten Reizung der Reflexe für schwache und starke
Reize immer mehr zu. Während die Verzögerung des Reflexeintritts
im Vergleich mit dem normalen Verhalten bei den stärksten Reizen unbedeutend, an kräftigen Thieren manchmal gar nicht merklich ist, wird dagegen bei den schwächsten diese Verspätung ausserordentlich gross. Lässt
man also zuerst einen starken und dann einen schwachen Reiz einwirken,
so erhält man, wie Fig. 23 an einem Beispiele zeigt, in beiden Fällen
einen Tetanus von gleicher Stärke. Aber der durch den schwachen Reiz

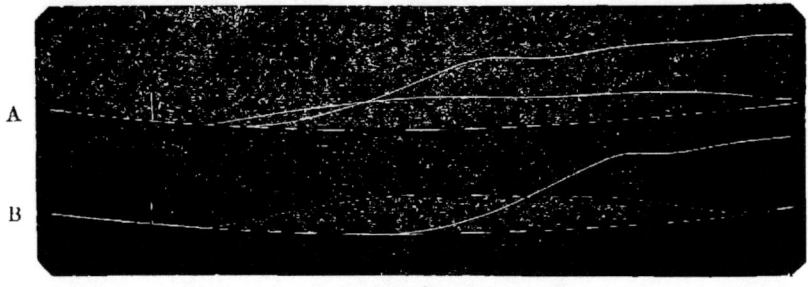

A

B

Fig. 23.

ausgelöste (B) tritt sehr viel später ein als der durch den starken Reiz
erregte (A). Die Vergleichszuckungen, die durch directe Reizung des
Nervenstamms gewonnen sind, zeigen in diesem Beispiel wieder einen
asthenischen aber keinen entschieden tetanischen Verlauf. *)

§. 43. Die bedeutenden Veränderungen, welche in Folge der Strychnin-
einwirkung die Zeit der latenten Reizung der Reflexe je nach der Reiz-

---

*) Bei dieser Entgegensetzung nennen wir asthenisch den Zuckungsverlauf,
wie er bei den gewöhnlichen Graden des als Asthenie bezeichneten und in der
ersten Abtheilung dieser Untersuchungen (S. 43 f.) näher beschriebenen Zustandes gefunden wird. Dass übrigens in höheren Graden dieses Zustandes die
Zuckungen vollständig tetanisch werden, dass also hier ein wirklicher Gegensatz
nicht existirt, haben wir früher gesehen.

stärke erfährt, kann man noch unmittelbarer nachweisen, indem man auf der
nämlichen Abscissenlinie Reflexzuckungen aufzeichnen lässt, die immer
im gleichen Zeitmoment der Schwingungsamplitude, aber bei wechselnder
Stärke des Inductionsschlages ausgelöst werden. Auf solche Weise sind
z. B. die in Fig. 24 gezeichneten tetanischen Curven nach einer stärkeren
Strychninvergiftung erhalten worden. Sämmtliche Zuckungen sind hier
Reflexzuckungen. Bei der Zuckung mit grösster latenter Reizung, welche
zugleich der Reizschwelle entspricht, war die secundäre von der primären
Inductionsspirale 33, bei der Zuckung mit kleinster latenter Reizung war

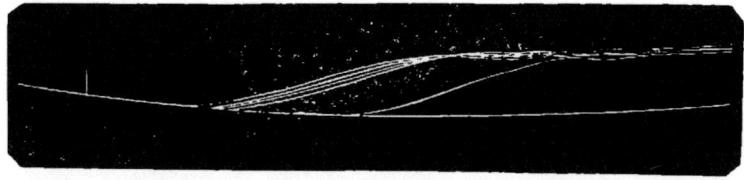

Fig. 24.

sie 18 Cm. entfernt. Bei weiterer Annäherung nahm die Zeit nicht mehr
ab; wohl aber vergrösserte sich dieselbe auch für die stärksten Reize, als
die Strychninwirkung noch ferner zunahm.

Ein anderes hierher gehörendes Beispiel, bei welchem Reflexzuckungen
bei verschiedener Stärke des Reizes mit einer directen Zuckung verglichen
wurden, zeigt die Fig. 25. Hier ist *m* die durch directe Reizung des

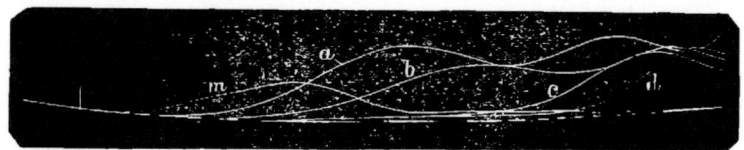

Fig. 25.

motorischen Nerven gewonnene Vergleichszuckung; *a*, *b*, *c* und *d* sind
Reflexzuckungen, die von der Ischiadicus-Wurzel aus successiv bei 16, 23,
24 und 25 Cm. Abstand der beiden Inductionsspiralen durch Oeffnungsinductionsschläge erhalten wurden.

§. 44. Verbindet sich die durch directe Erregung des Nervenstamms
ausgelöste Erregung der motorischen Fasern gleichzeitig mit einer Reflexerregung, was, wie oben bemerkt wurde, bei höheren Graden der Strychninwirkung sehr häufig vorkommt, so erkennt man dies in der Regel deutlich
an dem ganzen Verlauf der Zuckungscurve. Da nämlich die Reflexzuckung
erheblich später als die directe Zuckung beginnt, so erscheint die ganze
Curve als eine Superposition zweier Zuckungen. Sie gleicht vollständig
den Zuckungscurven, die man durch zwei auf den motorischen Nerven

einwirkende Reize erhält, die durch eine gewisse Zwischenzeit getrennt
sind. (Vgl. z. B. Fig 9 *B*, S. 31 Abth. I). In vielen Fällen lässt sich
überdies auf folgendem Wege der directe Nachweis führen, dass es sich
hier wirklich um eine Superposition der beiden Zuckungen handelt. Es
kommt nämlich vor, dass derjenige Reiz, welcher von dem mit dem Rückenmark zusammenhängenden Nervenstamm aus eben eine Maximalzuckung
bewirkt, noch keinen Reflex auslöst, sondern dass der letztere erst bei
weiterer Reizverstärkung zu der directen Zuckung hinzutritt. Lässt man
nun hier nach einander 1) durch den eben zureichenden Maximalreiz eine
Zuckung ohne Reflex, 2) durch einen übermaximalen Reiz eine Zuckung
mit Reflex und überdies 3) durch Reizung der sensibeln Nervenwurzel eine
blosse Reflexzuckung aufzeichnen, so erhält man ein Bild, wie es in
Fig. 26 gewonnen worden ist.   Die Abbildung enthält **drei** Zuckungs-.

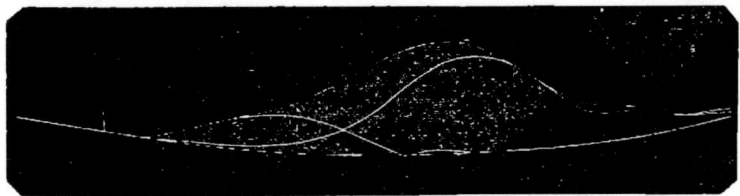

Fig. 26.

curven, zwei früher und gleichzeitig beginnende und eine später beginnende.
Die letztere ist der Reflex von der sensibeln Wurzel aus. Von den zwei
gleichzeitig beginnenden entspricht die niedrige der eben zureichenden
maximalen Reizung, die hohe, sichtlich durch Superposition zweier
Zuckungen entstandene der übermaximalen Reizung des Nervenstamms.
Man sieht, wie die durch die stärkere Reizung des Nervenstamms gewonnene
combinirte Zuckung der directen Muskelzuckung sich vollkommen anschliesst
bis zu einem Zeitmoment, welcher genau dem Beginn der einfachen, von
der Wurzel aus erhaltenen Reflexerregung entspricht. Von diesem Punkte
aus erhebt sich dann die durch übermaximale Reizung des Nervenstamms
erhaltene Reflexzuckung ganz nach der allgemeinen Regel der Superposition der Zuckungen.

§. 45.   Die Veränderungen, welche die Strychninvergiftung in dem
Eintritt und Verlauf der Reflexerregung hervorbringt, sind somit im ganzen
folgende: 1) Steigerung der Reflexerregbarkeit, die unter sonst gleichen
Umständen um so bedeutender und anhaltender ist, je leistungsfähiger das
Thier ist.   2) Allmäliger Uebergang der Reflexzuckungen in einen Reflextetanus, ein Uebergang, der im Gegensatz zur vorigen Veränderung bei
geringer Leistungsfähigkeit rascher eintritt und die in solchem Fall bald
erfolgende gänzliche Erschöpfung beschleunigen hilft.   3) Zunahme der
Reflexzeit, unter Umständen bis auf das Zehnfache ihrer gewöhnlichen

Dauer. Diese Zunahme ist aber namentlich, und oft zunächst allein, bei jenen schwächeren Reizen zu beobachten, die am unveränderten Rückenmark gar keine Reflexe auslösen.

2. Morphin.

§. 46. Kleinere Dosen dieses Giftes erzeugen gar keine Veränderung in den Erscheinungen der Reflexreizbarkeit; grössere dagegen rufen stets eine Steigerung der Reflexreizbarkeit hervor, die vollständig der Strychninwirkung gleicht, namentlich also wie diese mit tetanischem Verlauf der Zuckungen und verlängerter Dauer der latenten Reizung verbunden ist. Um die höheren Grade dieser Symptome hervorzubringen, ist es aber freilich nothwendig, mindestens hundertmal so viel Morphin zu geben, als vom Strychnin erfordert wird.

Die Curven in Fig. 27 sind beispielsweise von einem Thier gezeichnet, welchem 10 Milligr. essigsauren Morphins in Lösung subcutan injicirt wur-

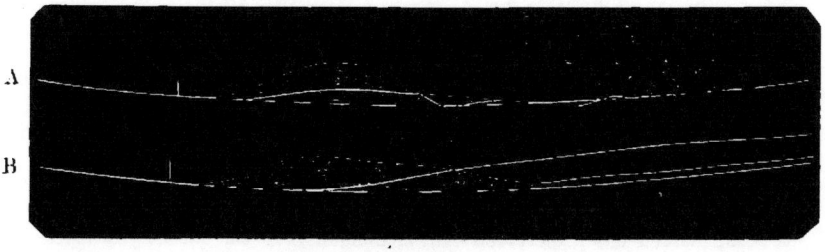

Fig. 27.

den. A ist vor Beginn der Giftwirkung, B nach Eintritt derselben gezeichnet. Die zuerst beginnende Zuckung ist auch hier eine durch directe Reizung des Ischiadicus-Stammes ausgelöste Vergleichszuckung, die später beginnende eine durch Reizung der gleichseitigen Ischiadicus-Wurzel erhaltene Reflexzuckung. Reiz war jedesmal ein Oeffnungsinductionsschlag. Die Giftwirkung ist hier eine mässige, ähnlich wie sie etwa durch minimale Strychnindosen hervorgebracht wird.

Aus einer Versuchreihe mit stärkerer Vergiftung ist die Fig. 28 ent-

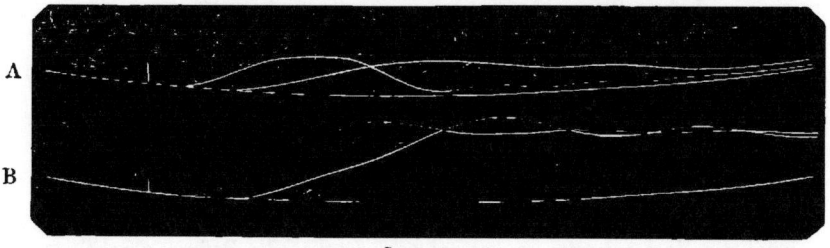

Fig. 28.

nommen, bei der die Anordnung des Versuchs übrigens dieselbe war wie
oben. Der Frosch hatte einige Zeit vor dem Versuch 6, dann unmittelbar
bei Beginn desselben 12 Milligr., zusammen also 18 Milligr. essigsaures
Morphin erhalten. *A* ist im Beginn, *B* auf der Höhe der Giftwirkung gezeichnet. Im letzteren Fall bewirkt nicht bloss der Reflexreiz sondern auch
der directe Nervenreiz, letzterer offenbar durch Cumulation der directen
mit einer reflectorischen Erregung, einen maximalen Tetanus.

3. Veratrin.

§. 47.   In der nämlichen Menge wie das Morphin beigebracht bringt
auch dieses Gift die Erscheinungen enorm gesteigerter Reflexreizbarkeit
mit tetanischem Verlauf der Zuckungen und verlängerter latenter Reizung
hervor.

4. Nicotin und Coniin.

§. 48.   Ueber diese beiden sehr flüchtigen Gifte habe ich nur wenige
Versuche ausgeführt. Beide bewirken in grösseren Dosen, von 15 und
mehr Milligr., fast augenblicklich eine vollkommene Lähmung des Nervensystems, deren Eintritt meistens von fibrillären Zuckungen in einzelnen
Muskeln begleitet ist. Oft aber erholen sich die Frösche wieder, offenbar
in Folge der Verdunstung der Gifte. Injicirt man etwas kleinere Mengen
unter die Haut, so ist vor der Lähmung ein deutliches Stadium gesteigerter Reflexreizbarkeit zu beobachten. Verlauf und Eintritt der Reflexzuckung zeigen dann dieselben Abweichungen wie bei der Strychninvergiftung. Diese Erscheinungen sind aber hier wegen der überhandnehmen-
den Lähmung immer ausserordentlich vorübergehend.

5. Atropin.

§. 49.   Ueber die Wirkungen dieses Giftes habe ich eine grosse Zahl
von Versuchen ausgeführt. Die Erscheinungen, welche dasselbe herbeiführt, sind offenbar von verwickelter Art und bedürfen daher einer ein-
gehenden Analyse.

Bringt man grosse Mengen des schwefelsauren Salzes, 25 Milligramme
und mehr, einem Frosche bei, so fällt das Thier sehr bald scheinbar ge-
lähmt zusammen. Dabei bringen aber doch selbst schwache Hautreize
Reflexzuckungen hervor. Während also der Einfluss des Willens auf die
Muskeln vollständig aufgehoben ist, bleibt die Reflexerregbarkeit noch in
einem gewissen Grade erhalten. Wird das Thier zu den Versuchen am
Pendelmyographion hergerichtet, und ihm dann, während die gewöhnliche
Untersuchung der einfachen gleichseitigen Reflexerregbarkeit im Gange ist,
eine etwas kleinere Menge, 10—20 Milligr., des Atropinsalzes in Lösung
unter die Haut gespritzt, so beginnt nun deutlich die Reflexreizbarkeit zu

steigen. Zugleich verändern sich Eintritt und Verlauf der Reflexzuckungen im selben Sinne wie nach der Strychnin- und Morphinvergiftung. Nur in z w e i Beziehungen weicht der Verlauf des Versuches ab. Erstens ist die Steigerung der Reflexreizbarkeit schwächer und vorübergehender; bald sinkt dieselbe wieder, um allmälig einer völligen Unerregbarkeit zu weichen. Zweitens nimmt die Reflexzuckung seltener einen tetanischen Verlauf. Selbst auf der Höhe der Atropinwirkung, wenn die Reizbarkeit bedeutend zugenommen hat und die latente Reizung des Reflexes sehr verlängert ist, beobachtet man daher meist nur eine einfache, etwas verlängerte Zuckung.

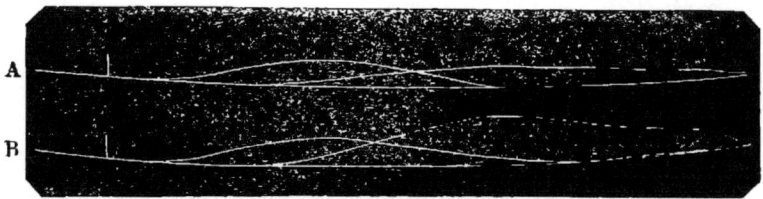

Fig. 29.

§. 50. Die Fig. 29 zeigt zunächst den gewöhnlichen Verlauf, den die Reflexzuckung nach Einverleibung einer grösseren Atropindosis darbietet. Der Frosch war vor dem Versuch mit 25 Milligr. des schwefelsauren Salzes vergiftet worden; vor der Vergiftung wurde die aorta abdominalis unterbunden, um die Wirkung auf die peripherischen Nerven zu hindern. Die Reflexe sind gleichseitige; je eine Reflexzuckung ist mit einer annähernd gleich hohen durch directe Nervenerregung erhaltenen Zuckung zusammengestellt. A ist bei schwächerer, B bei stärkerer Reizung gezeichnet worden. Der Eintritt der Reflexzuckungen ist, wie man sieht, bedeutend verspätet, und ihr Verlauf verlängert, ohne dass aber derselbe dem nach stärkeren Strychninvergiftungen eintretenden Tetanus gleicht.

Auf der Höhe der Giftwirkung kann jedoch, namentlich bei stärkeren Reizen, auch ein gleichförmiger Tetanus eintreten. So sind in Fig 30 die Curven A v o r der Vergiftung, B kurze Zeit nach der Einverleibung

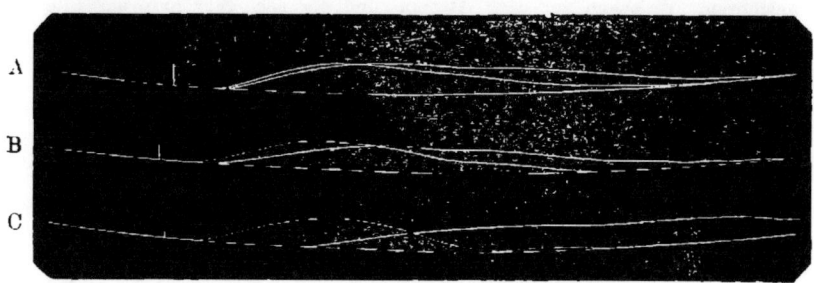

Fig. 30.

von 20 Milligr. Atropin und C etwas längere Zeit nach eingetretener Vergiftung gezeichnet. Die Versuchsanordnung war dieselbe wie im vorigen
Fall; nur war die aorta abdominalis nicht unterbunden worden; es war
also gleichzeitig die peripherische Nervensubstanz dem Gifte ausgesetzt.
Dem entsprechend musste der die Vergleichszuckung auslösende Reiz immer
mehr gesteigert werden, um eine gleich hohe Zuckung zu erhalten. So ist
in A die Vergleichszuckung bei einem Rollenabstand von 29,5 gezeichnet,
in B war dieselbe = 26,5, in C = 10. Für den Reflexreiz war der
Rollenabstand in allen drei Versuchen gleichmässig 10—12 Cm.

§. 51. Wie es bei der Strychninvergiftung vorkommt, dass die durch
directe Nervenreizung gewonnene Vergleichszuckung sich mit einer Reflexerregung combinirt (s. Fig. 26), so kann das nämliche auch bei der
Atropinvergiftung eintreten. Ein Beispiel dieser Art zeigt die Fig. 31.

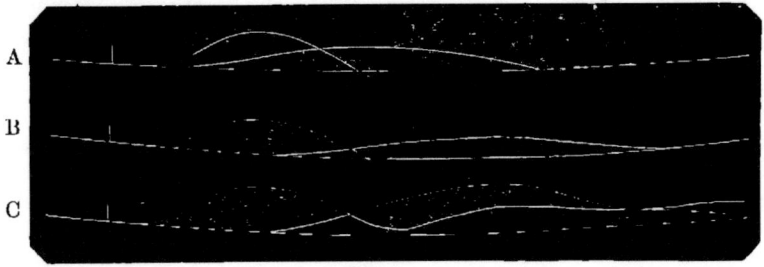

Fig. 31.

Dieselbe ist wieder einer Versuchsreihe mit gleichseitiger Reflexerregung
entnommen; die Arterien wurden auch in diesem Fall nicht unterbunden.
A wurde unmittelbar nach der Einverleibung von 25 Milligr. Atropin ausgeführt; die Versuche B und C gehören dann einem späteren Stadium an, wo die Höhe der Giftwirkung eingetreten ist, B ist aber bei
schwächerer, C bei stärkerer Reizung gezeichnet. In C sieht man nun
unmittelbar nach vollendeter directer Zuckung, und bevor die Abscissenlinie völlig erreicht ist, den Muskel eine mehrmalige schwächere Zuckung
ausführen. Zwischen der nach Atropin- und der nach Strychninvergiftung
eintretenden Superposition der Zuckungen besteht hiernach ein bemerkens-
werther Unterschied. Nach der Strychninwirkung beginnt die Reflexzuckung nach Reizung des Nervenstamms, wie die Fig. 26 (S. 74) zeigt,
genau im selben Moment, in welchem auch die von der sensibeln Wurzel
aus erregte Reflexzuckung beginnt. Hier erhebt sich jene erst merklich
später, nachdem die directe Zuckung schon fast ihr Ende erreicht hat.
Diese Eigenthümlichkeit der Doppelzuckungen habe ich nach der Atropinvergiftung so oft beobachtet, dass ich dieselbe als eine durchaus charakteristische bezeichnen muss. Die Erscheinung kann theils davon herrühren,
dass die Erregung für den Weg nach dem Rückenmark und wieder zurück

eine sehr lange Zeit braucht, theils davon, dass dem vom Nervenstamm aus erregten Reflex, da er schwächer ist, auch eine viel grössere Zeit der latenten Reizung entspricht. Wahrscheinlich ist es hauptsächlich das letztere Moment, das hier in Betracht kommt, da wir schon bei Gelegenheit der Strychninwirkung erfahren haben, wie bedeutend die Unterschiede der Reflexzeit sind, welche sich nach der Einwirkung der reflexerhöhenden Gifte je nach der Stärke der Reizung herausstellen. Hingegen wird wohl die verlangsamte Leitung im peripherischen Nerven weniger in Betracht kommen, da zwar auch hier schwächere Reizungen langsamer sich fortpflanzen, ohne dass jedoch die Unterschiede von so bedeutender Grösse sind. Immerhin ist es wahrscheinlich, dass auch hier die Unterschiede in der Zeit der latenten Reizung in Folge der Atropinwirkung grösser werden. Hierfür spricht zunächst die bereits von Bezold gefundene Thatsache, dass das Atropin die Leitungsgeschwindigkeit in den Nerven verlangsamt.

Auf denselben Grund können noch einige weitere Erscheinungen bezogen werden, die sich bei den hier beschriebenen Versuchen darboten. Vor allem ist auf den schon erwähnten häufigen Mangel eines tetanischen Verlaufs der Reflexzuckungen trotz sehr gesteigerter Reflexreizbarkeit hinzuweisen. Man könnte diese Erscheinung allerdings möglicher Weise auch auf den Verlauf der Erregung in der grauen Substanz selbst beziehen. Aber es wird dies durch die Beobachtung unwahrscheinlich, dass in vielen Fällen, und zwar namentlich in solchen, in denen vor der Vergiftung die Abdominalaorta hoch oben war unterbunden worden, der tetanische Verlauf der Reflexzuckung, vollständig wie nach der Strychninvergiftung, sich einstellte. Es soll damit nicht geleugnet werden, dass auch das Rückenmark durch Atropin weit rascher als durch Strychnin erschöpft wird; dies wird im Gegentheil durch das baldige Erlöschen der Reflexreizbarkeit durchaus wahrscheinlich. Aber unverkennbar besteht ein charakteristischer Unterschied in der Wirkung beider Gifte darin, dass, während das Strychnin auf die peripherische Nervenfaser direct gar nicht in merklicher Weise einwirkt, das Atropin die Kräfte derselben sehr rasch erschöpft.

Dies wird schliesslich auch durch folgende Erscheinung bezeugt. Zuweilen kommt es nach der Vergiftung mit starken Atropingaben vor, dass der Nervenstamm direct selbst durch die stärksten Reize nicht mehr erregt wird, während doch eine von der sensibeln Wurzel aus verursachte Reflexerregung noch durch denselben geleitet werden kann. Nach der Strychninvergiftung wird man dies niemals finden. Hier bleibt stets nach dem völligen Erlöschen der Reflexreizbarkeit durch Erschöpfung des Rückenmarks der motorische Nerv noch einige Zeit erregbar. Wohl aber trifft man jene Erscheinung nicht selten nach der Einwirkung eines andern Giftes, von dem längst bekannt ist, dass es vorzugsweise rasch die Reizbarkeit der peripherischen Nervenfasern vernichtet, nämlich des Curare.

Hiernach wird die unmittelbare Wirkung des Atropin auf das Rückenmark völlig entsprechend der des Strychnin aufzufassen sein, ausgenommen
insofern, dass das Atropin auch noch eine directe schädliche Wirkung auf
die graue Substanz äussert, wodurch die Reizbarkeit derselben schneller
erlischt. Wesentliche Unterschiede der Erscheinungen werden aber ausserdem dadurch hervorgebracht, dass das Atropin nebenbei die Leitung in den
peripherischen Nerven beeinträchtigt.

§. 52. Um diese Auffassung weiterhin noch genauer zu prüfen, habe
ich in einer Reihe von Versuchen die Atropin- mit der Strychninvergiftung
combinirt. Entweder wurde zuerst eine ziemlich starke Atropindosis und
dann nach einiger Zeit eine zur Hervorrufung der intensiveren Grade der
Wirkung eben zureichende Strychnindosis beigebracht; oder es wurde die
umgekehrte Reihenfolge der Vergiftungen eingehalten. In der Regel wurde
daneben ein Vergleichsversuch an einem Thier angestellt, welches die
gleiche Strychninmenge, aber kein Atropin erhalten hatte. Beide Gifte wurden
meistens in nicht tödtlichen Mengen gereicht, so dass sich die beiden Thiere
nach längerer Zeit wieder erholen konnten.

Hat man bei der ersten Form der successiven Vergiftung (Atropin-
Strychnin) das Atropin in lähmender Dosis gereicht, so beobachtet man nun,
dass der Ausbruch der Strychninsymptome verzögert wird. Es kann hier
vorkommen, dass, während der Vergleichsfrosch sich schon vollkommen
wieder erholt hat, das doppelvergiftete Thier eben erst die Strychninsymptome zu zeigen beginnt. Diese sind im Anfang ihres Auftretens
milder als bei reiner Strychninvergiftung, sie steigern sich allmäliger; dafür kann aber auch die Reflexerhöhung ungleich länger andauern. So
habe ich z. B. beobachtet, dass bei einem durch eine starke Atropingabe
gelähmten Frosch erst nach 24 Stunden Streckkrämpfe eintraten, die aber
dann zwei Tage lang auf die geringste Erschütterung des Körpers los-
brachen.

Geringer sind die Abweichungen von der reinen Strychninwirkung bei
der zweiten Form der Doppelvergiftung (Strychnin - Atropin). In diesem
Fall wird nur die Strychninwirkung ermässigt, und bei starken Atropingaben äussert sich die Reflexerhöhung, ähnlich wie bei der reinen Atropinwirkung, nicht mehr in einem auf jeden Reiz ausbrechenden dauernden
Tetanus, sondern nur noch in verlängerten Einzelzuckungen. Zuweilen
nimmt, während die Reflexerregbarkeit noch im Zunehmen begriffen ist,
die directe Reizbarkeit des Nervenstamms bedeutend ab. Mit einem ,
Wort: es nähern sich in diesem Fall die Erscheinungen der combinirten
Vergiftung in hohem Grad denjenigen der reinen Atropinwirkung. Durch
diese Milderung der Strychninsymptome, welche es hervorbringt, kann das
Atropin bis zu einem gewissen Grade sogar als Gegengift des Strychnin
wirken, indem tödtliche Gaben des letzteren durch die nachträgliche
Darreichung einer starken Atropindosis theilweise paralysirt werden können.
Das Atropin verhält sich also in dieser Beziehung ähnlich wie das Morphin,

das ja in noch höherem Grade als Atropin die Reflexerregbarkeit des Rückenmarks erhöht und trotzdem die Strychninsymptome zu mildern vermag. Aber bei beiden Giften hat diese Gegenwirkung verschiedene Ursachen. Beim Morphin geht dieselbe entschieden von dem Gehirn aus. Die betäubende Wirkung auf das letztere, welche bekanntlich das Morphin äussert, ist gleichzeitig mit einer starken Hemmung der Reflexe verbunden, daher auch die reflexerhöhende Wirkung dieses Giftes erst dann deutlich wird, nun aber auch mit der Gewalt des Strychnintetanus hervortritt, wenn man das Gehirn entfernt hat. Das Atropin dagegen übt seine compensirende Wirkung theils durch die Paralyse der peripherischen Nerven theils durch directe Lähmung des Rückenmarks aus. Ob dabei gleichzeitig eine Wirkung auf das Gehirn besteht, ähnlich wie bei dem Morphin, lässt sich vorerst nicht sicher entscheiden; jedenfalls ist jene Paralyse der Nerven und des Rückenmarks von überwiegender Bedeutung, weil die Decapitation im Verlauf der Atropinerscheinungen nichts wesentliches ändert. In diesen Verhältnissen liegt auch die Ursache, dass man den reflexerhöhenden Einfluss des Atropins offenbar niemals in seiner wirklichen Stärke beobachten kann, da sich der paralysirende Einfluss der Lähmung nicht, wie der des Gehirns, durch vivisectorische Eingriffe beseitigen lässt.

Dagegen lassen sich zwei Einflüsse allerdings von einander trennen, der Einfluss nämlich der peripherischen Paralyse und derjenige der Rückenmarkslähmung, welche letztere die reflexerhöhende Wirkung des Atropin begleitet. Das Hülfsmittel hierzu ist uns in der vor der Vergiftung vorgenommenen Unterbindung der aorta abdominalis gegeben. In Folge dieser Unterbindung unterbleibt natürlich die Vergiftung des Nervenstammes. Da man nun trotzdem noch die oben erwähnte Compensation des Strychnintetanus beobachtet, so muss nothwendig geschlossen werden, dass das Atropin auf das Rückenmark selbst eine ähnliche paralysirende Wirkung ausübt wie auf die peripherischen Nerven. Hierin liegt dann zugleich die Erklärung dafür, dass man auch bei der einfachen Atropinvergiftung in den Fällen, in denen man ebenfalls durch Arterienunterbindung die peripherische Paralyse beseitigt hat, niemals so ausgeprägte Reflexkrämpfe beobachtet wie nach der Strychninvergiftung.

Ich füge zur Veranschaulichung dieser Verhältnisse in Fig. 32 ein graphisches Beispiel einer successiven Strychnin-Atropinvergiftung hier an. Nach Unterbindung der Arterien erhielt der Frosch zunächst 0,03 Mgr. Strychnin. Einige Zeit nachher zeichnete er bei mässiger Reizung die Curven A, die eine bei directer Reizung des Ischiadicus, die andere tetanische bei Reizung der gleichseitigen Ischiadicus-Wurzel. Hierauf erhielt das Thier 10 Milligr. schwefelsaures Atropin. Alsbald begann der Zuckungsverlauf sich zu ändern, indem sich die Reflexzuckung allmälig verkürzte, wie sich in B zeigt. Diese Veränderung nahm zu, bis endlich am Schluss des Versuchs (C) der Verlauf der Reflexzuckung durchaus nicht mehr von dem normalen abweicht. Nur der Eintritt derselben hat sich

immer mehr verspätet. Die Stärke des Reflexreizes war in diesen drei
Versuchen constant geblieben (Rollenabstand = 25).

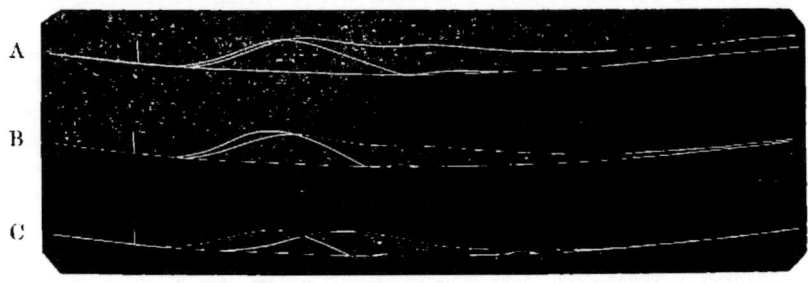

Fig. 32.

Niemals würde man bei reiner Strychninvergiftung einen ähnlichen
Verlauf der Erscheinungen beobachten, sondern, wenn hier die Reflexreizbarkeit etwa wieder abnimmt, so verliert sie doch niemals ihren tetanischen
Verlauf. Im vorliegenden Fall bleibt dagegen die Reizbarkeit an und für
sich unverändert, ebenso annähernd die Zuckungshöhe, die bei einem und
demselben untermaximalen Reiz zu beobachten ist, wogegen sich die
Zuckungsdauer immer mehr verkürzt. Um übrigens eine derartige Compensation der Strychninwirkung durch das Atropin mit Sicherheit zu erhalten,
ist es zweckmässig so, wie es in dem hier mitgetheilten Versuch geschehen
ist, die Strychnindosis klein, die Atropindosis dagegen ziemlich stark zu
wählen.

6. Andere toxische Einwirkungen.

§. 53. Gelegentlich habe ich noch verschiedene andere Substanzen
hinsichtlich ihres Einflusses auf die Reflexe geprüft. Meine Versuche sind
hier nicht vollständig genug, um eine genaue Analyse der einzelnen
Wirkungen geben zu können. Immerhin sind die folgenden Notizen viel-
eicht nicht ohne Interesse.

Injicirt man subcutan concentrirte Ammoniaklauge, so tritt bei
grösseren Mengen (von über 10 Mgr. bei Fröschen) fast momentan der
Tod ein. Kleinere Gaben von 3 Milligr. bewirken zuerst Steigerung der
Reflexreizbarkeit und dann dauernde Reflexkrämpfe, welche aber vorzugsweise als Beugekrämpfe sich darstellen.

Aethyläther bewirkt in Mengen von etwa 30 Mgr. nach wenigen
Minuten vollständige Betäubung. Nach mehreren Stunden verliert sich
diese, und es tritt nun eine auffallende Steigerung der Reflexreizbarkeit
ein. In einem Fall beobachtete ich heftige Streckkrämpfe, die vom Abend
bis zum folgenden Morgen andauerten.

Auch nach Alkoholinjection habe ich zuweilen beim Frosche

Steigerung der Reflexreizbarkeit beobachtet. Sie ist aber hier unbedeutender, in manchen Fällen gar nicht nachzuweisen. Der lähmende Einfluss
auf das Gehirn ist augenscheinlich überwiegend. Der Alkohol unterscheidet
sich aber insofern von den übrigen betäubenden Stoffen, als er vorzugsweise leicht Vorrichtungen, die das Gleichgewicht der Bewegungen regu-
liren, und zwar beide Hälften in verschiedener Stärke angreift. Frösche
führen in einem gewissen Stadium der Alkoholvergiftung genau die nämliche Form von Reitbahnbewegungen aus wie nach der einseitigen Durch-
schneidung der Vierhügel. So sind denn wohl auch die eigenthümlichen
Gleichgewichtsstörungen, die beim Menschen als Folgen der Alkohol-
wirkung bekannt sind, auf ähnliche Störungen der Innervation zurückzuführen.

§. 54. Unverkennbar erhält man bei der Prüfung der Wirkung verschiedener Substanzen auf das Rückenmark den Eindruck, dass die Zahl
der reflexsteigernden Stoffe viel grösser ist, als man meistens annahm.
Was die Alkoloide betrifft, so erinnere ich hier daran, dass, ähnlich wie
oben beim Nicotin, Coniin u. a., so von A u b e r t beim Caffeïn eine dem
Strychnin ähnliche Wirkung gefunden wurde. *) Bei vielen der reflexerhöhenden Gifte tritt diese Wirkung offenbar nur desshalb zurück, weil sie
entweder durch eine lähmende Wirkung auf das Gehirn, die von einer
Hemmung der Reflexe begleitet wird, oder durch eine Paralyse der peripherischen Nerven compensirt wird. Wie für das erstere Verhalten das
Morphin, so sind für das zweite Atropin und Curare überzeugende Beispiele. Das Strychnin selbst verdankt seine eminente Wirkung auf die
Reflexe vielleicht nur dem Umstande, dass bei ihm diese Wirkung schon
in ausserordentlich kleinen Mengen eintritt, bei welchen eine merkliche
Wirkung auf das Gehirn oder auf die peripherischen Nerven noch nicht
erfolgen kann.

Keine Spur erhöhter Reflexerregbarkeit vermochte ich übrigens nachzuweisen nach der Einwirkung von Chloroform und Chloralhydrat. Unter
den Alkaloiden scheint nach den Versuchen von A. W e i l das Digitalin nur
lähmend auf das Gehirn zu wirken und von diesem aus die Reflexe zu
hemmen. **) Chinin habe ich in den verschiedensten Dosen versucht,
beim Frosche aber keine directe Wirkung auf das Nervensystem nachweisen
können, sondern nur nach öfterer Darreichung in grossen Mengen hoch-
gradige Leukämie und durch diese schliesslich den Tod eintreten sehen.

---

*) Pflüger's Archiv für Physiologie Bd. 5 S. 589.
**) R e i c h e r t's und d u B o i s - R e y m o n d's Archiv. 1871. Heft 3.

Drittes Capitel.

Von der Interferenz der Reflexreize und dem Einfluss der höheren Nervencentren auf den Reflexvorgang.

I. Interferenz der Reflexreize.

§. 55. Unter der Interferenz der Reflexreize verstehen wir die gleichzeitige Einwirkung von Reizen auf getrennte sensible Fasern. Eine solche Einwirkung lässt sich in mehrfacher Weise bewerkstelligen. Entweder kann man im selben Moment eine instantane Reizung verschiedener Wurzeln vornehmen, oder man kann zu einer kurz vorher ausgelösten und noch andauernden Reizung einer sensibeln Fasergruppe a die plötzliche momentane Reizung einer Fasergruppe b hinzutreten lassen. Ich habe allein diesen letzteren Weg eingeschlagen, der die Folgen der Interferenz deutlicher darzulegen verspricht. Das Verfahren war im allgemeinen folgendes. Zuerst wurde in der gewöhnlichen Weise eine durch einen momentanen Reiz, den Oeffnungsinductionsschlag, ausgelöste Reflexzuckung gezeichnet (Versuch a), dann wurde eine zweite sensible Fasergruppe, Nerv oder Wurzel, in dauernde Erregung versetzt und, während diese Erregung bestand, der vorige Oeffnungsinductionsschlag wiederholt (Versuch b); schliesslich wurde, nachdem die dauernde Erregung unterbrochen war, nochmals eine einfache Reflexzuckung in derselben Weise wie in Versuch a ausgelöst (Versuch c). Durch Vergleichung der Versuche a und c erhielt man so über die nicht von der unmittelbaren Einwirkung des dauernden Reizes abhängigen Veränderungen der Reizbarkeit, sowie über die Nachwirkungen der dauernden Erregung Aufschluss. Die Vergleichung der Versuche a und b mit c ergab aber unmittelbar den gesuchten Einfluss der Interferenz der Reize. In mehreren Versuchsreihen blieb jedoch die zweite Vergleichszuckung *c* hinweg, da statt ihrer auch die Zuckung *a* eines unmittelbar folgenden Versuchs benützt werden kann. Um eine Superposition der Zuckungen, welche die Beurtheilung erschweren würde, zu vermeiden, musste der dauernde Reiz jedesmal von solcher Stärke gewählt werden, dass er keinen dauernden Tetanus, sondern entweder noch gar keine Zuckung oder nur eine schnell vorübergehende Contraction hervorbrachte, die im Augenblick der Einwirkung des momentanen Reizes bereits abgelaufen war.

In einzelnen Fällen wurde ausserdem erst nach Unterbrechung des tetanisirenden Reizes die Zuckung *b* ausgelöst: hier handelte es sich also um die Bestimmung der **Nachwirkung** des Interferenzreizes. Als dauernden Reiz wählte ich in einer Reihe von Versuchen rasch sich folgende Inductionsstösse von wechselnder Richtung, in einer andern Reihe den constanten Strom. Da im letzteren Fall die Frage, ob die elektrotonischen Veränderungen irgendwie auf die graue Substanz einwirken oder sich durch dieselbe fortpflanzen, in Rücksicht kommt, so wollen wir beide Versuchsweisen getrennt behandeln.

1. Reizung durch tetanisirende Inductionsstösse.

§. 56. Zu diesen Versuchen bedarf man zweier Inductionsapparate. Ich habe zu denselben die beiden auf S. 7 erwähnten du Bois'schen Magnetelektromotoren benützt. Der eine (*A* Fig. 33) ist in derselben Weise wie bei der früheren Versuchsanordnung (Fig. 1) mit dem Stromunterbrecher *S* des Pendelmyographions und durch Elektroden mit der

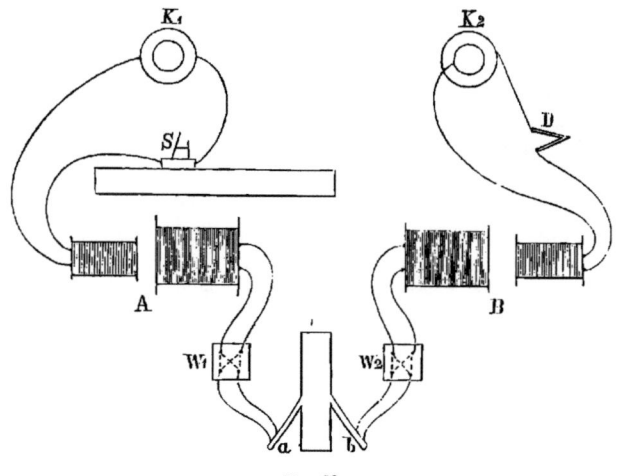

Fig. 33.

Nervenwurzel a, welche in den meisten Versuchen dem registrirenden Bein
gleichseitig ist, in Verbindung gebracht. Doch geht von der secundären
Spirale nur ein Drahtleitungspaar zur Nervenwurzel, und ist daher auch
nur ein Rumkorff'scher Stromwender W_1 eingeschaltet, der dazu dient
die Richtung des Inductionsstroms in der Nervenwurzel a beliebig zu
wechseln. In der Regel wird hier, ebenso wie in den früheren Versuchen,
die aufsteigende Richtung gewählt. Die ganze mit dem Inductionsapparat A in Verbindung stehende Vorrichtung dient zur Auslösung des
Hauptreizes, der auf die Wurzel a im Moment, wo der Stromunterbrecher
S durch das schwingende Pendel geöffnet wird, einwirken soll. Der Inductionsapparat B dient dagegen zur Erzeugung des Interferenzreizes, als
dessen Angriffspunkt die Wurzel b (in Fig. 33 beispielsweise eine gegen-
überliegende) gewählt ist. An der primären Inductionsspirale ist die Feder
gelöst, so dass sie in dem Moment, wo mittelst des du Bois'schen Schlüssels
D der Strom der Kette K_2 geschlossen wird, in Schwingungen geräth.
Meistens wurde durch die Helmholtz'sche Vorrichtung die Stärke der
Inductionsschläge möglichst abgeglichen. Um aber bei der gewöhnlichen
Einrichtung des Inductionsapparates mit der Richtung des stärkeren
Oeffnungsschlages nach Belieben wechseln zu können, ist in die Leitung
von der secundären Spirale zum Nerven nochmals ein Rumkorff'scher
Stromwender (W_1) eingeschaltet. Jeder einzelne Versuch wird nun in
folgender Weise ausgeführt. Zuerst wird, während D geöffnet bleibt, eine
Pendelschwingung ausgeführt, bei der durch Oeffnen von S ein Inductionsschlag in A als Hauptreiz ausgelöst und die entsprechende Reflexzuckung
aufgezeichnet wird. Dann wird D geschlossen, und kurz nachher, jedenfalls aber erst nachdem die Anfangszuckung oder der Anfangstetanus, der
durch den Interferenzreiz entsteht, beendigt ist, wird abermals eine Pendelschwingung ausgeführt, wobei nun auf der nämlichen Abscissenlinie und
vom nämlichen Reizungspunkt an abermals eine Reflexzuckung aufgezeichnet
wird. Sogleich nachdem dies geschehen ist, wird D wieder geöffnet und nun
nach einigen Minuten die dritte Pendelschwingung bewirkt, bei welcher eine
dritte Zuckung unter denselben Bedingungen wie die erste gezeichnet wird.

Auch bei diesen Versuchen kann man wieder das Verhältniss der an
verschiedenen Stellen des Rückenmarks auf die austretenden sensibeln
Wurzeln einwirkenden Reize untersuchen. Namentlich aber bieten sich als
die zwei Hauptfälle, die wir hier auseinander halten wollen, 1) die Interferenz gleichseitiger Reflexreize, d. h. solcher, die neben einander
und in gleicher Höhe austretende Wurzeln treffen, und 2) die Interferenz ungleichseitiger oder in verschiedener Höhe einwirkender Reize.

A. Interferenz gleichseitiger Reflexreize.

§. 57. Die Interferenz gleichseitiger und in gleicher Höhe stattfinden-
der Reflexreize bewirkt in der weitaus überwiegenden Zahl der Fälle eine

Verstärkung der Reflexerregung. Iu seltenen Fällen, namentlich bei sehr leistungsfähigen Thieren, kann aber statt dessen der interferirende Reiz eine Hemmung des Reflexes verursachen. Es pflegt dann diese Hemmung im Verlauf des Versuchs in Folge häufiger Reizungen abzunehmen und schliesslich in das gewöhnliche Verhalten, die Verstärkung der Erregung durch den interferirenden Reiz überzugehen. Nicht selten geschieht es, dass man an einem und demselben Präparate bei einer geringeren Intensität des Interferenzreizes Verstärkung, bei grösserer Intensität Hemmung der Reflexe beobachtet, oder aber, dass kurze Zeit nach Beginn der Interferenzreizung Verstärkung eintritt, während diese der Hemmung Platz macht, sobald der Interferenzreiz eine etwas längere Zeit gedauert hat. Einem kürzer dauernden Reiz von grösserer Intensität kann also ein länger dauernder von geringerer Intensität in dieser Beziehung substituirt werden, so dass hier, ähnlich wie es bei der modificirenden Einwirkung auf peripherische Nerven unter Umständen stattfindet, die längere Dauer des Interferenzreizes einer grösseren Stärke desselben äquivalent ist.

B. Interferenz ungleichseitiger oder in verschiedener Höhe einwirkender Reflexreize.

§. 58. Auch bei der Interferenz ungleichseitiger und ungleich hoher Reflexerregungen kann man sowohl Verstärkung als Abnahme der Zuckung beobachten. Es ist aber in diesem Fall das letztere, die Hemmung der Reflexe, entschieden das häufigere Vorkommen. Auch hier wird es übrigens vorzugsweise bei leistungsfähigen Thieren beobachtet. Bei überhandnehmender Asthenie oder bei starker Zunahme der Reflexreizbarkeit in Folge von Strychninvergiftung verschwindet die Hemmung, und es tritt statt dessen eine mehr oder weniger bedeutende Zunahme der Reflexe ein.

Da sonach bei der Interferenz gleichseitiger und gleichhoher Reflexreize die Zunahme, bei der Interferenz ungleichseitiger und ungleichhoher die Hemmung der Erregungen vorzugsweise zur Beobachtung kommt, so kann sich leicht in einer grösseren Reihe von Versuchen dieses gegensätzliche Verhalten als das regelmässige darstellen. In der That habe ich selbst bei der ersten Mittheilung der Versuchsresultate in meinen „Grundzügen der physiol. Psychologie" (S. 174 u. 264) die Sache so aufgefasst. Ein eingehenderes Studium der Erscheinungen lehrt aber, dass, wie bemerkt, Reflexreize jeder Art sowohl verstärkend wie hemmend auf einander wirken können; nur sind für ersteres bei den gleichseitigen und gleichhohen, für letzteres bei den übrigen Reflexreizen die Bedingungen günstiger. Zu dem nämlichen Resultat ist neuerdings auch A. Freusberg gekommen, wobei derselbe namentlich auf die Abhängigkeit der Wirkung von der Stärke des interferirenden Reflexreizes aufmerksam gemacht hat, ohne jedoch des bedeutenden Einflusses, welchen die Leistungsfähigkeit der Thiere besitzt, zu erwähnen. *)

*) Freusberg, Pflüger's Archiv für Physiologie. Bd. X S. 180 f.

Auch bei den ungleichseitigen und in verschiedener Höhe einwirkenden Interferenzreizen beobachtet man endlich, ausser der Abhängigkeit von
der Stärke, eine solche von der Dauer des Reizes, welche der vorhin bei
den gleichseitigen Reflexen beschriebenen entspricht. Auch hier beobachtet
man also die Hemmung durch den Interferenzreiz um so leichter, je länger
derselbe bereits eingewirkt hat.

§. 59. Die Erscheinungen, an welchen sich in der Regel der Einfluss
der Interferenzreizung zu erkennen gibt, sind 1) die Veränderung der
Zuckungshöhe und 2) die Veränderung der Zuckungsdauer. Sehr
selten gesellen sich dazu ausserdem Veränderungen in der Zeitdauer der
latenten Reizung.

Unter den zwei genannten Veränderungen sind wieder diejenigen der
Zuckunghöhe die häufigsten. Sie können ohne alle Zu- oder Abnahme der
Zuckungsdauer den Einfluss des Interferenzreizes anzeigen. So ist in
Fig. 34 ein im Juni ausgeführter Versuch an einem sehr leistungsfähigen
Thiere mit deutlich ausgeprägter Hemmung durch den Interferenzreiz dar-
gestellt. a ist die erste vor Eintritt des Interferenzreizes, c die zweite
einige Zeit nach dem Verschwinden desselben ausgeführte gleichseitige
Reflexzuckung; b ist die Zuckung während der Einwirkung des Inter-
ferenzreizes. Die Zuckungen a, b, c sind bei genau gleicher Reizstärke,

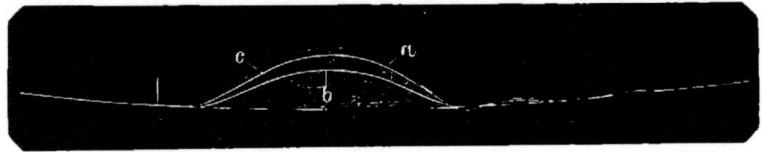

Fig. 34.

und zwar durch Reizung der dem zuckenden Muskel gleichseitigen Ischiadicus-Wurzel erhalten worden. Der Interferenzreiz bestand in der tetanisirenden Reizung des Ischiadicus-Stammes der andern Seite mit Wechsel-
stömen, die etwas unter der Reizschwelle gelegen waren (Helmholtz'sche
Vorrichtung). Einige Zeit vor dem Versuch hatte eine Hülfsvergiftung mit
0,06 Mgr. Strychnin stattgefunden.

Dagegen zeigt die Fig. 35 ein unter ähnlichen Versuchsbedingungen
gewonnenes Beispiel einer Hemmung, wobei die letztere nicht in der

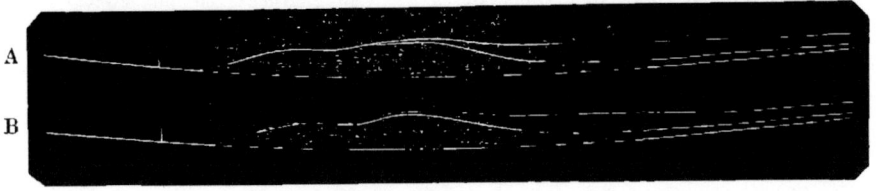

Fig. 35.

Zuckungshöhe, sondern nur in dem abgekürzten Verlauf der Zuckung sich geltend macht. Die stark tetanischen Contractionen in Fig. 35 sind ohne, die minder tetanischen Contractionen sind mit Einwirkung des Interferenzreizes gezeichnet. Beide Versuche sind unmittelbar nach einander ausgeführt und aus einer grösseren Reihe, deren Einzelversuche ein durchaus übereinstimmendes Resultat ergaben, entnommen. Der Hauptreiz traf in diesem Fall eine Ischiadicus-Wurzel der dem zuckenden Muskel gleichen, der Interferenzreiz eine solche der entgegengesetzten Seite. Hauptreiz war wieder ein einzelner aufsteigender Oeffnungsinductionsschlag, Interferenzreiz eine tetanisirende Reizung unmittelbar unter der Reizschwelle. Eine schwache Hülfsvergiftung hatte stattgefunden. Der Versuch ist im December bei einem etwas asthenischen Zustand der Nerven ausgeführt.

Fig. 36 und 37 geben endlich noch zwei Beispiele von Zunahme der Erregung durch den Interferenzreiz. Fig. 36 ist im Juni ausgeführt, wie denn schon fast ohne weiteres der kurze Verlauf der Zuckungen auf die Sommerwärme hinweist. *a* und *c*, die beiden Vergleichszuckungen vor und

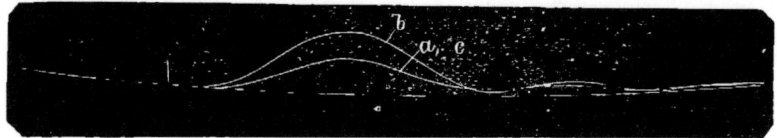

Fig. 36.

nach Einwirkung des Interferenzreizes, fallen vollständig zusammen; *b*, die unter dem Einfluss des letzteren gezeichnete, ist bedeutend höher. Die Reflexzuckungen sind wieder gleichseitig dem registrirenden Muskel, der Interferenzreiz bestand aber wie oben in tetanisirenden Wechselströmen unter der Schwelle, welche auf den nervus ischiadicus der entgegengesetzten Seite einwirkten. Eine Hülfsvergiftung mit 0,06 Mgr. Strychnin hatte stattgefunden.

Fig. 37 ist ein Decemberversuch, wie der länger gestreckte Verlauf der Zuckung andeutet. Die höhere Zuckung ist mit, die niedrigere ohne Einwirkung des Interferenzreizes gezeichnet. Beide Curvenpaare sind wieder einer grösseren Reihe mit gleichförmigem Resultat entnommen. In *A* unterscheidet sich die modificirte Zuckung nur durch die Höhe, in *B*

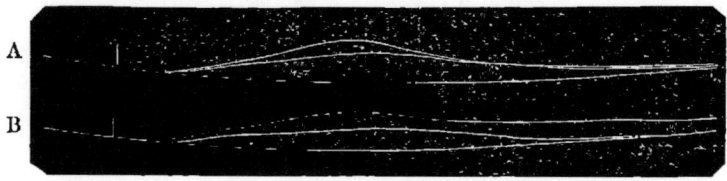

Fig. 37.

ausserdem durch ihren tetanischen Verlauf. Hauptreiz und Interferenzreiz
wirkten hier auf gleicher Seite und in gleicher Höhe, übrigens auf der
dem zuckenden Muskel entgegengesetzten Seite ein. Der Hauptreiz traf
nämlich eine der Ischiadicus-Wurzeln der rechten Seite, der Interferenzreiz
den ganzen übrigen Ischiadicus-Stamm. Die Beschaffenheit beider Reize
war wie bei den vorangehenden Versuchen, und es hatte ebenso eine
schwache Strychninvergiftung stattgefunden.

§. 60. Aus einer grossen Zahl von Versuchsreihen hebe ich noch
einige numerische Beispiele heraus, die für mehrere in den mitgetheilten
Curven nicht zur Anschauung kommende Verhältnisse, namentlich für den
Einfluss der Stärke und der Dauer des Interferenzreizes, als Belege
dienen werden. Mit Sr ist in den folgenden Tabellen die Stellung der
Rollen des Inductionsapparates A (Fig. 33) für den Hauptreiz, mit St diejenige vom Inductionsapparat B für den Interferenzreiz bezeichnet. a, b, c
haben dieselbe Bedeutung wie in den Curvenbeispielen. Wo unter jeder
dieser Columnen nur eine Ziffer notirt ist (Versuch III u. f.), da wurde
bloss die Zuckungshöhe gemessen.

Versuch I.

13. December. Schwache Hülfsvergiftung mit Strychnin. Das linke Bein
registrirt. Hauptreiz aufsteigend. Oeffnungsinductionsschlag, linke Ischiadicus-Wurzel. Interferenzreiz tetanisirende Wechselströme (Helmholtz'sche
Vorrichtung), rechter Ischiadicus-Stamm, dicht unter der Reizschwelle.

Nr.	Sr	St	a		b		
			h	l	h	l	
1	12	12	5	tet.	4,5	54	
2	12	13	6		5	54	
3	12	14	5		5	70	
4	12	15	6		5	65	
5	12	17	6		6	tet.	Die Zuckung b nähert sich rascher als a der Abscissenlinie.
6	12	16	6		6		
7	12	15	6		6	„	„ „
8	12	14	6		5,5	75	
9	12	13	6		6	75	Die Zuckung b nähert sich rascher der Abscissenlinie.
10	12	12	6		6	tet.	

Versuch II.

14. December. Schwache Hülfsvergiftung. Das linke Bein registrirt. Hauptreiz aufsteigend. Oeffnungsinductionsschlag, oberste Ischiadicus-Wurzel der rechten Seite. Interferenzreiz wie oben, rechter Ischiadicus-Stamm.

Nr.	Sr	St	a		b	
			h	l	h	l
1	12	10	3,5	58	6,5	tet.
2	12	10	6	61	6	61
3	12	8,5	5,5	74	2,5	59
4	12	6	6	80	0	—
5	10	8	4,5	65	7	74
6	10	8	5	80	7	80
7	12	7	7	69	8,5	77
8	12	7,5	6,5	74	8	74

Versuch III.

19. Juni. Hülfsvergiftung mit 0,06 Mgr. Strychnin. Links registrirt. Hauptreiz aufsteigender Oeffnungsinductionsschlag, linke Ischiadicus-Wurzel. Interferenzreiz wie oben, rechter Ischiadicus-Stamm. Der Interferenzreiz wird in mehreren Versuchen kurze Zeit vor dem Eintritt des Reizes b unterbrochen.

Nr.	Sr	St	a	b	c	
1	18	28	7	8,5	5,5	{Zuckung durch den} b 1 Sec. nach dessen Unterbrechung.
2	18	25	7	8,5	7,5	, b 5 Sec. nachher.
3	18	25	7	8	7	b 15 Sec. nachher.
4	18	25	8	11	5	„ „ „ , b 45 Sec. nachher.
5	18	25	5	0	—	{Keine Zuckung durch Interferenzr.} b während der Reizung.
6	18	25	5	7	—	{b unmittelbar nach der Reizung.
7	18	23	3,5	5,5	3	„ b 3 Sec. nachher.
8	16	30	4,5	7,5	4,5	„ „ „ , b 1 Sec. nachher.
9	16	35	5	9	5	b während der Reizung.
10	16	40	5,5	9,5	5,5	
11	16	50	5,5	7,5	6	„
12	17	30	5	0	5	„ „

Versuch IV.

16. Juni. Hülfsvergiftung mit 0,03 Mgr. Strychnin. Links registrirt.
Hauptreiz wie oben, linke Ischiadicus-Wurzel. Interferenzreiz wie oben,
unter der Reizschwelle, rechter Ischiadicus-Stamm.

Nr.	Sr	St	a	b	c	
1	11	30	5	6,5	5	Reiz *b* unmittelbar nach Eintritt des Interferenzreizes.
2	12,5	40	2	3,5	2	„
3	12,5	40	1,5	5,5	2,5	
4	12	30	2	5	3	„
5	12	22	3	3,5	3,5	„
6	12	55	2	6	3	„ „
7	12	40	3	4	3,5	„ „ „
8	12	25	4,5	2	4	Reiz *b* 30 Sec. nach Eintritt des Interferenzreizes.
9	12	25	5	2	4	„ „ „
10	12	20	4	7	—	Reiz *b* unmittelbar nach Eintritt des Interferenzreizes.
11	—	—	—	2,5	—	20 Sec. „ „
12	12	20	4	7	—	unmittelbar „ „ „
13	—	—	—	1	—	20 Sec. „ „ „
14	12	20	5	6	—	unmittelbar
15	—	—	—	2	—	„ 20 Sec. „ „
16	12	20	4	6	—	„ unmittelbar „ „ „
17	—	—	—	3	—	„ 20 Sec. „ „ „

Versuch V.

20. Juni. Hülfsvergiftung mit 0,06 Mgr. Strychnin. Hauptreiz wie oben,
linke Ischiadicus-Wurzel. Interferenzreiz wie oben, linker Ischiadicus-Stamm.

Nr.	Sr	St	a	b	c	
1	10	40	10	8	7	Reiz *b* 5 Sec. nach Beginn des Interferenzreizes.
2	10	30	8	10,5	5	„ 1 Sec. „ „ „
3	10	25	5	3	7	„ 1 Sec. „ „ „
4	10	20	9	7	8	„ 1 Sec. „ „
5	10	35	8	6,8	9	„ 1 Sec. „ „
6	10	30	9,2	6	8	„ 1 Sec. „ „
7	10	20	9	7	8	„ 1 Sec. „
8	10	20	8	5	6	„ 1 Sec.
9	10	20	4	3	5	„ 1 Sec.
10	10	20	6,5	8	6	„ 1 Sec.
11	10	20	6,5	4,5	—	„ 5 Sec. „
12	10	20	6	4	6,5	„ 5 Sec. „ „
13	10	20	6	6	—	„ 1 Sec. „ „ „

2. Reizung durch den constanten Strom.

§. 61.   Ueber die Reizung mit dem constanten Strom- habe ich nur Interferenzversuche zwischen sensibeln Fasern verschiedener Seiten ausgeführt. Der Hauptreiz, der wieder aus einem einfachen Oeffnungsinductions-schlag bestand, wurde einer sensibeln Wurzel des linken Ischiadicus zugeführt. In den als Interferenzreiz dienenden constanten Strom wurde dagegen, um Stromesschleifen auf das Rückenmark sicher zu vermeiden, der centrale Stumpf des rechten Ischiadicus eingeschaltet. Das linke Bein zeichnete die Zuckungen auf. Hiernach gestaltete sich die Versuchsanordnung folgendermassen (Fig. 38). Der Strom der Kette K_1 geht zunächst zu dem Unterbrecher S_1, der, so lange er geschlossen ist, eine Nebenschliessung von verschwindendem Widerstande bildet, von da zu dem Rumkorff'schen Stromwender W_1, zum Rheochord R, der, als Nebenschliessung einge-

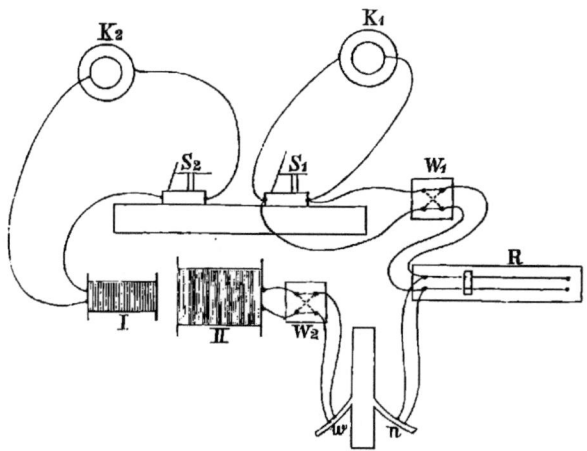

Fig. 38.

schaltet, zur Abstufung der Stromstärke dient, und von da endlich zu dem ersten Elektrodenpaar, welches an den Stamm n des rechten Ischiadicus angelegt ist. Die Kette K_2 steht wieder, wie bei den einfachen Reflexversuchen (Fig. 1), mit dem Unterbrecher S_2 und der primären Spirale I der Inductiosvorrichtung in Verbindung; von der secundären Spirale II gehen die Leitungsdrähte, unter Einschaltung eines Stromwenders W_2, zu dem zweiten Elektrodenpaar, welches an die sensible Wurzel w der linken Seite angelegt ist. Indem nun das Pendel von rechts nach links schwingt, wird zunächst der Unterbrecher S_1 geöffnet: es ergiesst sich daher der Strom der Kette K_1 durch den Nervenstamm in einer Richtung, die durch die Stellung des Stromwenders W_1, und in einer Stärke, die durch

die Stellung des Rheochords R bestimmt wird. Sehr bald darauf wird
auch der Unterbrecher S_2 geöffnet, und es entsteht nun ein Oeffnungsinductionsschlag in der die Spirale II aufnehmenden Leitung, dessen
Richtung in der Nervenwurzel w durch die Stellung des Unterbrechers W_2,
und dessen Stärke durch die Entfernung der beiden Inductionsspiralen I
und II bestimmt wird. Sogleich nach Beendigung der Pendelschwingung
öffnet man den Stromwender W_1, um den constanten Strom nicht unnöthig
lange auf den Nerven einwirken zu lassen.

Sehr bald zeigt es sich jedoch bei diesen Versuchen, dass die
Schwingungszeit des Pendelmyographions zu kurz ist, um den Verlauf der
Veränderungen der Reflexreizbarkeit vollständig verfolgen zu können. Für
die grösseren Zeitzwischenräume zwischen Schliessung des constanten
Stromes und Oeffnungsinductionsschlag habe ich daher eine andere Versuchsanordnung benützt, bei welcher der Unterbrecher S_1 entfernt und statt
desselben ein du Bois'scher Schlüssel eingeschaltet war, durch den der
Strom in einem beliebigen Moment vor Beginn der Pendelschwingung mit
der Hand geschlossen werden konnte.

§. 62. Gehen wir nun bei diesen Versuchen zunächst bei constant
erhaltener Stärke des reizenden Inductionsschlages von den schwächsten
Intensitäten des constanten Stromes aus, so beginnt eine Veränderung der
Reflexreizbarkeit erst nachweisbar zu werden, wenn man die Grenze derjenigen Stromstärken erreicht hat, welche selbst eine Reflexzuckung auslösen.

Von dieser Grenze an beginnt der Interferenzreiz in wachsendem
Maasse die Stärke der Hauptzuckung zu beeinflussen. Ist die letztere noch
nicht abgelaufen oder eben erst beendet, so äussert sich dieser Einfluss in
der Regel in einer Steigerung der Reflexreizbarkeit. Es tritt Superposition
der Zuckungen oder, nach Beendigung der Schliessungszuckung, höheres
Ansteigen der Inductionszuckung ein. Bei der Superposition der Zuckungen
pflegt aber, gerade so wie dies bei der Summirung der Reizungen in der
Nervenfaser der Fall ist, die combinirte Zuckung zu einer bedeutenderen
Höhe anzusteigen, als der blossen Addition der Zuckungen entsprechen
würde. Nur in seltenen Fällen ist schon während des Verlaufs der ersten
Zuckung die Wirkung des hinzutretenden Reizes vermindert.

Der weitere Verlauf gestaltet sich dann nach der Beschaffenheit der
Thiere verschieden. Besitzen diese einen hohen Grad von Leistungsfähigkeit, was sich auch an den Reflexzuckungen durch einen kürzeren und
schnelleren Verlauf zu verrathen pflegt, so kommt einige Zeit nach Ablauf
der Schliessungszuckung ein Moment, wo die Hauptzuckung abnimmt oder
sogar auf Null sinkt. Man wird bei dieser Erscheinung unwillkürlich an
die Herabsetzung der Reizbarkeit erinnert, welche kurze Zeit nach der
Schliessung des constanten Stromes jenseits der Anode und bei den stärksten Strömen auch jenseits der Kathode zu beobachten ist. (Vergl. Abth. I
S. 49 u. 91.) Aber es bestehen hier einige charakteristische Unterschiede.

Erstens beginnen, wo die graue Substanz des Rückenmarks zwischen dem modificirenden Strom und dem Prüfungsreiz liegt, die Veränderungen der Reizbarkeit erst nachweisbar zu werden, wenn der Strom eine deutliche Reflexerregung hervorbringt. Diesseits dieser Grenze scheint also der durch den Strom erzeugte Reizungsvorgang im Rückenmark vollständig zu verschwinden. Zweitens sind keine deutlichen Unterschiede in Bezug auf die Richtung des Stromes zu beobachten. Jene Hemmung der Reflexe tritt schon bei schwächeren Strömen, bei aufsteigender so gut wie bei absteigender Richtung des Stromes ein, ob also die positive oder negative Elektrode dem Rückenmark zugekehrt sei. Drittens verfliesst zwischen dem Beginn der Reizung durch den constanten Strom und dem Eintritt der Hemmung stets eine merklich längere Zeit als bei jenen Reizbarkeitsänderungen des peripherischen Nerven. Im günstigsten Fall sah ich sie etwa $^1/_8$ Sec. nach der Reizung und mindestens $^1/_{16}$ Sec. nach dem völligen Ablauf der Schliessungszuckung eintreten. In den meisten Fällen war sie aber überhaupt erst zu beobachten, wenn der Strom einige Zeit vor dem Anfang der Pendelschwingung geschlossen wurde.

Die Fig. 39 zeigt ein Beispiel solcher Hemmung, in welchem diese verhältnissmässig frühe eintrat. In A war der Strom aufsteigend (Kathode

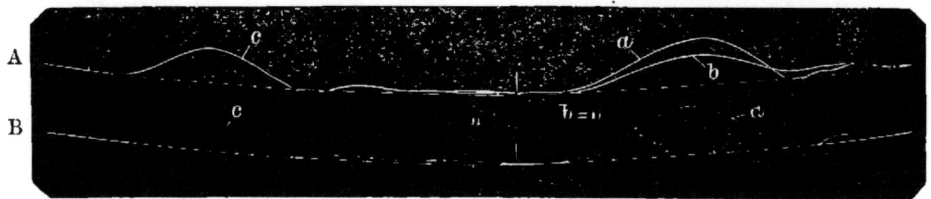

Fig. 39.

gegen das Rückenmark), in B absteigend (Anode gegen das Rückenmark) gerichtet, C ist die Zuckung durch einen constanten Strom von mittlerer Stärke, der in allen vier Acten eine Reflexzuckung von annähernd gleicher Höhe ergab. a ist die ohne Einwirkung dieses Interferenzreizes gezeichnete, b die unmittelbar nach seiner Einwirkung gezeichnete Hauptzuckung.

Ein anderes Versuchsbeispiel, bei welchem anfänglich, nach Vollendung der Zuckung des constanten Stromes, die Reflexerregbarkeit erhöht war, und dann erst sehr spät sich verminderte, ist in Fig. 40 mitgetheilt. Die Zunahme des Intervalls der Reizungen in den drei ersten Beobachtungen (A—C) erhellt unmittelbar aus der Figur; bei dem vierten Versuch hatte die Schliessung kurze Zeit vor der Pendelschwingung, etwa $^1/_4$ Sec. vor Eintritt der Hauptzuckung, stattgefunden. Eine deutliche Abnahme der Reflexreizbarkeit ist hier nur in diesem letzten Fall zu beobachten. Es ist hier zugleich eine zweite Vergleichszuckung a' nach der Einwirkung des constanten Stromes gezeichnet worden, welche zeigt, dass die Reizbarkeit

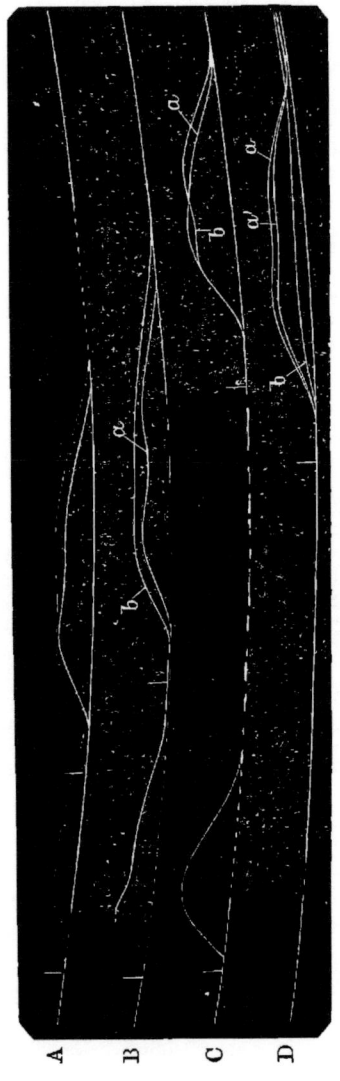

Fig. 40.

A   B   C   D

unmittelbar nach dem Aufhören der Interferenz wieder ihrer früheren Grösse nahe kommt. Die Richtung des constanten Stroms war überall die aufsteigende (Kathode gegen das Rückenmark).

In vielen Fällen tritt nun aber eine derartige Hemmung selbst längere Zeit nach dem Ablauf des Schliessungsreflexes gar nicht ein, sondern es klingt derselbe mehr oder weniger lange in der Form einer gesteigerten Reflexerregbarkeit ab, welche langsam dem vor dem Versuch vorhandenen Zustande Platz macht. Dieses Verhalten trifft man namentlich in allen den Fällen, wo eine etwas energischere Strychninwirkung stattgefunden hat, oder wo überhaupt das gewöhnliche asthenische Verhalten, lang gedehnter Verlauf und später Eintritt der Zuckungen, besteht. Da nun die Vergiftung mit minimalen Strychnindosen bei diesen Versuchen fast nicht zu entbehren ist, wenn man die zureichende Reflexreizbarkeit gewinnen will, so sind die früh eintretenden Hemmungen nur ausserordentlich selten zu beobachten. Es wird aber dies schwerlich als das normale Verhalten des leistungsfähigen Rückenmarks betrachtet werden dürfen, sondern wir werden wohl annehmen müssen, dass gerade in jenen seltenen Fällen sich uns das eigentlich normale Verhalten zu erkennen gab.

§. 63. Die Veränderungen der Reflexreizbarkeit nach Einwirkung des constanten Stromes auf einen sensibeln Nerven nehmen hiernach folgenden Verlauf. Zunächst wirkt die Reflexerregung, welche die Schliessung des Stromes hervorbringt, unmittelbar nach, indem sie eine hinzutretende weitere Reflexerregung verstärkt. Diese unmittelbare Nachwirkung nimmt aber bei unversehrter Beschaffenheit der centralen Kräfte sehr bald nach Vollendung der Schliessungszuckung ab, und es tritt nun, gleichgültig welche Richtung der Strom habe möge, eine Hemmung ein, die sich als Abnahme der Reflexerregbarkeit kundgibt. Je mehr die Kräfte des Central-organs sinken, um so weiter rückt der Zeitpunkt hinaus, wo diese Umkehr der unmittelbaren Reflexerregung in eine hemmende Wirkung stattfindet, und um so schwächer ist die letztere, bis endlich bei den höheren Graden centraler Asthenie überhaupt gar keine Hemmung mehr erfolgt.

Diese Wirkungen des constanten Stromes geben nun höchst wahrschein-lich über den Verlauf der bei der Einwirkung irgend welcher Reflexreize eintretenden Veränderungen der Reflexreizbarkeit einen ganz allgemein-gültigen Aufschluss. Da nämlich nach dem Resultat unserer Versuche offenbar die elektrotonischen Hemmungen, die einen wesentlichen Bestandtheil der Wirkung des Stromes auf die Nervenfaser bilden, durch die graue Substanz nicht fortgepflanzt werden, so hat der constante Strom lediglich die Bedeutung eines dauernden Reizes, allerdings aber eines Reizes, der nicht mit gleicher Intensität andauert, sondern in Folge der bei der elek-trischen Modification eintretenden Abnahme des Erregungsvorgangs in der Nervenfaser allmälig abnimmt, wie dies auch die nach der ersten Schliessungserregung eintretende Abnahme der Empfindung bei der Reizung sensibler Nerven durch den constanten Strom bezeugt. Wenn aber der constante Strom lediglich als ein dauernder Reiz, nur je nach dem Stadium der Veränderungen des Nerven als ein Reiz von verschiedener Stärke, auf das Reflexorgan einwirkt, so werden wir die hier gewonnenen Versuchs-ergebnisse unmittelbar mit den früher erhaltenen, wo tetanisirende Induc-tionsströme als Interferenzreize dienten, in Zusammenhang bringen dürfen. Dort hat sich nun ergeben, dass einige Zeit nach Beginn des Tetanus bald verminderte bald erhöhte Reflexreizbarkeit bestand. Wir werden diese Unterschiede jetzt zweifellos ebenfalls auf die verschiedene Integrität der centralen Kräfte in den einzelnen Versuchen beziehen dürfen. In der That bestätigen dies die unmittelbar auch bei jenen Versuchen gemachten Er-fahrungen, wonach man um so eher Aussicht hat, die hemmende Wirkung des Interferenzreizes zu beobachten, je leistungsfähiger der Zustand der Thiere ist. Ausserdem hat sich dann noch dort eine besondere Neigung der gleichseitigen Reizung in gleicher Höhe entspringender Wurzeln zu verstärkender Erregung herausgestellt, eine Erscheinung, die zu der Auf-fassung drängt, dass die zusammengehörigen Wurzeln in ihrem wechsel-seitigen Verhalten den zu einer einzigen Wurzel gehörigen Fasern näher stehen als solche Wurzeln, die auf verschiedenen Seiten oder in ver-schiedener Höhe in das Mark eintreten.

§. 64. In Bezug auf die Verhältnisse der Interferenzreizung über-haupt bleibt uns schliesslich hier noch die Frage zu erwägen, ob alle bei derselben vorkommenden Erscheinungen auf Rechnung des Reflexorgans, also der Leitung durch die graue Substanz des Rückenmarks, zu schreiben sind, oder ob manche dieser Erscheinungen auf die Summirung der Erreg-

ungen in den vom Reflexorgan ausgehenden motorischen Nervenfasern bezogen werden können. In der That macht es nun der nähere Verlauf der
Erscheinungen durchaus wahrscheinlich, dass die Hemmung der Reflexe
von dem Reflexorgan selbst ausgeht, während die Verstärkung der Erregung allerdings aus der Summirung der Reizungen- in den peripherischen
Nervenfasern vollkommen zureichend erklärt werden kann. Die Hemmung
der Reflexe hat uns nämlich in Bezug auf ihren Eintritt und die Zeit ihres
Verharrens durchaus abweichende Erscheinungen dargeboten von jenen
Hemmungen, welche unter Umständen an den Nerven zur Beobachtung
kommen. Hier haben wir solche Hemmungen bei momentanen Reizungen
nur als ausserordentlich vorübergehende Erscheinungen vorgefunden, in der
Form der sog. transitorischen Hemmungen nach Ablauf der Zuckung.
(Abth. I S. 200). Dauernder gestalteten sie. sich nur bei der Modification
des Nerven durch den constanten Strom, namentlich zur Seite der Anode,
erst bei ganz ungewöhnlichen Stromstärken waren sie auch auf der Seite
der Kathode zu beobachten. Die Reflexhemmungen treten dagegen bei
jeder Form der Reizung ziemlich gleichmässig auf; sie bedürfen immer
einer längeren Zeit zu ihrem Eintritt, darin am meisten den Veränderungen
durch den constanten Strom gleichend, und nachdem sie einmal eingetreten
sind, dauern sie auch eine längere Zeit an.

Ganz im Gegensatze hierzu hat sich uns aber bei dem Abklingen der
Reflexerregungen in der Form gesteigerter Erregung durchaus kein Unterschied in den Zeit- oder Stärkeverhältnissen der Reizung von dem gewöhnlichen Abklingen der Erregung dargeboten, wie es bei jeder Reizung eines
peripherischen Nerven vorkommt. Es liegt daher kein Grund vor, hier
an einen besonderen Einfluss des Reflexorgans zu denken, sondern wir
werden uns vorstellen dürfen, dass, sobald das Reflexorgan die zu dem
Interferenzreiz hinzutretende Hauptreizung nicht oder in nicht merklichem
Grade hemmt, die beiden Erregungen in den motorischen Nervenfasern, in
denen sie zusammentreffen, sich summiren. Allerdings lässt sich aber
anderseits auch kein Grund dagegen anführen, dass nicht in solchen
Fällen in der centralen Substanz ebenfalls die Erregung, ebenso wie im
peripherischen Nerven, längere Zeit als gesteigerte Erregung nachklinge.
Im Gegentheil wird dies wahrscheinlich durch die Thatsache, die wir früher
kennen lernten, dass durch öfter wiederholte Reizungen die Reflexreizbarkeit gesteigert wird. Die Sache dürfte also vielmehr so liegen, dass wir
die gesteigerten Reflexe auf ein Nachklingen der Reizung,
welches in gleicher Weise in den peripherischen Nerven wie
in der grauen Substanz stattfindet, die Hemmungen aber ausschliesslich auf die Wirksamkeit der centralen Substanz beziehen müssen. Immerhin bildet auch hier die Thatsache der Hemmung
keine specifische Eigenschaft des Centralorgans, da wir Erscheinungen, die
ihr vollkommen analog sind und ihr zum Theil in der Art ihres Auftretens
gleichen, wenn auch allerdings seltener oder nur unter besonders be-

günstigenden Versuchsbedingungen, an den peripherischen Nerven hervorbringen können.

II. Einfluss der höheren Nervencentren auf den Reflexvorgang.

§. 65. Die bekannte Beobachtung, dass die Reflexreizbarkeit des Rückenmarks zunimmt, wenn das Gehirn von demselben getrennt wird, ist die Veranlassung gewesen, dass man nach besonderen Centraltheilen im Gehirn suchte, von denen hemmende Einflüsse ausgehen sollten. Setschenow glaubte diese Hemmungscentra beim Frosche in den Zwei- oder Vierhügeln gefunden zu haben, deren Reizung eine deutliche Herabsetzung der Reflexe verursache. Alle in dieser Richtung angestellten Versuche leiden aber an dem Uebelstand, dass es schwer hält, eine Reizungsmethode ausfindig zu machen, bei welcher die Reizung auf bestimmte Centraltheile localisirt bleibt. Am meisten würde sich in letzterer Beziehung wohl die mechanische Reizung empfehlen; doch ist dieselbe für unsere Zwecke wegen der Unmöglichkeit, sie hinreichend dauernd zu machen, kaum anwendbar. Die Reizung mit Kochsalz, deren sich Setschenow bediente, vereinigt den Uebelstand, dass sie sich schwer localisiren lässt, mit dem andern, dass der Beginn der Reizung nicht sicher bestimmt werden kann, da derselbe von der unbekannten Diffusionsgeschwindigkeit des Salzes in dem Gewebe abhängt. Gerade mit Rücksicht auf den letzteren Punkt schien mir daher die elektrische Reizung immer noch den Vorzug zu verdienen, obgleich gerade bei ihr wegen der Stromesschleifen, die sich über das ganze Gehirn ergiessen, von einer strengen Localisation nicht die Rede sein kann. Uebrigens lässt sich der Einwirkungsort wenigstens einigermassen beschränken, indem man nur sehr schwache Ströme wählt und die Distanz der Elektroden sehr klein macht. Allerdings möchte ich aber auch so noch diese Versuche für die Nachweisung der Function bestimmter centraler Gebiete keineswegs als beweiskräftig ansehen, und ich gedenke solcherlei Schlüsse auch nicht aus denselben zu ziehen, sondern nur auf einen Zusammenhang in den Effecten der Reizung hinzuweisen, der sich bei diesen Beobachtungen als ein sehr regelmässiger herauszustellen schien.

So lange nämlich die Reizung der Centraltheile an und für sich keinen äusserlich sichtbaren Effect hat, pflegt sie auch auf den Ablauf eines gleichzeitig stattfindenden Reflexvorgangs keine Wirkung auszuüben. Diese Wirkung erscheint dagegen in allen Fällen, wo Schmerzäusserungen im Gefolge der centralen Reizung sich einstellen. Sie kann in doppelter Weise auftreten: entweder in einer Verstärkung oder in einer Hemmung des Reflexes. Verstärkung wird gewöhnlich dann beobachtet, wenn der Schmerz in Bewegungen der von dem Reflex ergriffenen Muskeln sich

7*

äussert, und wenn beide Bewegungen zeitlich zusammenfallen. Es handelt sich also hier offenbar um die gewöhnliche Erscheinung einer Summation der Erregungen, als deren Ort wir wieder mit grösster Wahrscheinlichkeit die motorischen Gebiete betrachten dürfen, in welchen gleichzeitig die Reflexerregung und die durch die Schmerzempfindung ausgelöste willkürliche Innervation verläuft. Ist aber diese letztere nicht vorhanden, sei es weil sie vorübergegangen ist, sei es weil die Schmerzerregung andere willkürliche Muskeln ergriffen hat, so besteht die Wirkung in einer Hemmung des Reflexes.

Demnach handelt es sich hier augenscheinlich um ganz analoge Erscheinungen wie bei der durch die Interferenzreizung anderer sensibler Nerven des Rückenmarks entstehenden Verstärkung und Hemmung der Reflexe. Auch in den höheren Centralorganen stellen beide Wirkungen nur dann sich ein, wenn die interferirende Reizung sensible Nervenfasern trifft. Wir werden uns daher diese Erscheinungen in derselben Weise zu denken haben, wie die gegenseitigen Verstärkungen und Hemmungen der Erregung im Rückenmark. Dass die Verstärkung dort wie hier zum Theil wenigstens durch Summation der Reizungen in den motorischen Nerven erfolgt, wurde schon bemerkt. Wie wir aber beim Rückenmark als den Sitz der Hemmungen ausschliesslich die centrale Substanz ansehen mussten, so auch hier. Wir müssen uns demnach im allgemeinen vorstellen, dass die Erregung irgend eines Heerdes grauer Substanz, in welchem sensible Nerven endigen, mag nun derselbe dem Rückenmark oder dem Gehirn angehören, auf die Erregungen anderer ähnlicher Heerde hemmend zurückwirken kann.

Dieser Gesichtspunkt wirft zugleich Licht auf jene geringere Intensität der Reflexe, die man allgemein beobachtet, so lange das Gehirn noch erhalten geblieben ist. In diesem Fall findet eben gleichzeitig mit der Reizung des Reflexorgans auch eine Reizung jener centralen Ansammlungen grauer Substanz statt, in welchen die bewusste Empfindung entsteht. Diese letztere ist dabei wahrscheinlich durchaus nur begleitende Erscheinung und steht in keiner directen Beziehung zur Hemmung. Aber nach der Regel, dass jede interferirende Reizung centraler Gebiete, in denen centripetale Fasern endigen, die Reflexe hemmt, wird auch hier, durch die Interferenz der räumlich getrennten Reizeffecte einer und derselben Reizung, eine Hemmung eintreten können.

§. 66. Diese Betrachtungen führen uns schliesslich auf die Frage, in welchen Theilen der centralen grauen Substanz überhaupt die Hemmung entsteht. Schon bei der Reflexhemmung innerhalb des Rückenmarks bieten sich zwei Orte, an denen dieselbe möglicher Weise stattfinden kann: entweder kann der Interferenzreiz in den Hintersträngen weiter geleitet wer-

den und so die Haupterregung nach ihrem unmittelbaren Eintritt in die
graue Substanz kreuzen, oder er kann, da er nach der allgemeinen Regel
der Reflexleitung in die Vorderhörner eintritt, auf einer die motorischen
Centralgebiete verbindenden Bahn (durch Centralfasern zwischen verschiedenen Theilen der Vorderhörner) die Hemmungen hervorbringen. Entsprechend lässt sich die von den höheren Centraltheilen ausgehende
Hemmung entweder als ein Vorgang denken, welcher im Gebiete der
sensorischen Nervenendigungen verbleibt, oder als ein solcher, der von
motorischen Centralpunkten des Gehirns auf die Ursprungspunkte der
motorischen Rückenmarksnerven ausstrahlt. Im letzteren Fall würde man
sich den Hemmungsvorgang vollkommen analog der gewöhnlichen motorischen Innervation, sogar auf den nämlichen Wegen geleitet denken, nur
würde der Erfolg nicht motorische Erregung sondern im Gegentheil
Hemmung einer Bewegung sein. Als Stütze für diese Auffassung liesse sich
anführen, dass bekanntlich auch der Wille Bewegungen zu unterdrücken
vermag. Aber damit ist doch noch nicht gesagt, dass diese Hemmung
durch den Willen auf denselben oder auf ähnlichen Bahnen geschieht, wie
die willkürliche Erregung der Muskeln. Es könnte sehr wohl sein, dass
dabei die Wirkung des Willens immer eine indirecte ist, indem sich dieselbe
zunächst auf andere centrale Gebiete, z. B. auf diejenigen der sensorischen
Nervenendigung richtet, von denen aus erst die wirkliche Hemmung geschieht. Die Annahme aber, dass der Wille auf sensorische Gebiete wirken
könne, hat an sich nichts unzulässiges, da wir eine solche Wirkung fortwährend bei der willkürlichen Beherrschung der Phantasie- und Erinnerungsbilder beobachten. Anderseits spricht für die Auffassung, dass
die Hemmung ein Vorgang ist, der sich zwischen sensorischen Centralheerden
und den sie verbindenden Leitungsbahnen bewegt, erstens der thatsächliche
Zusammenhang der von den höheren Centralorganen ausgehenden Hemmung
mit der Schmerzempfindung. Wir haben ja gesehen, dass eine Unter-
drückung der Reflexe um so sicherer zu erwarten ist, je deutlicher sonstige
Schmerzäusserungen zu beobachten sind. Zweitens gibt es entschieden
auch eine Interferenz der Reizungen in den motorischen Gebieten der
Centralorgane. Solche äussert sich aber gerade in der gegentheiligen Erscheinung, nämlich in einer Summation der Erregungen. Es ist also
zweifellos die wahrscheinlichere Auffassung, wenn wir das ganze Interferenzphänomen, das bei zwei gleichzeitigen sensibeln Reizungen eintritt, auf eine
doppelte Wechselwirkung zurückführen: einmal auf eine solche zwischen
den gereizten sensibeln Centralpunkten, vermittelt durch zwischen ihnen
verlaufende Centralfasern, und mit dem äussern Effect der Hemmung;
und sodann auf eine solche zwischen den motorischen Centralpunkten, auf
welche sich die sensible Reizung durch Reflex übertragen hat, vermittelt
durch die zwischen diesen verlaufenden motorischen Centralfasern, und mit
dem äussern Effect der Summation der Erregungen. Auch der Einfluss des Willens auf den Reflex lässt dieser Doppelwirkung sich unter-

orduen. Denn der Wille kann entweder eine Erregung der nämlichen
Muskeln veranlassen, die im Wege der directen Reflexbahn liegen, und auf
diese Weise die Reflexbewegung verstärken, oder er kann auf die sensibeln
Centraltheile, welche gleichzeitig mit dem Reflex Schmerzempfindung vermitteln, zurückwirken und so den Reflex hemmen. So lässt sich überhaupt
das Nebeneinanderbestehen dieser doppelten Folge einer interferirenden
sensibeln Reizung aus der doppelten Leitung derselben verstehen: aus der
Uebertragung auf andere sensible Centraltheile, wozu auch diejenigen gehören, welche der gerade untersuchten Reflexbahn angehören, und aus der
Uebertragung auf Bewegungscentren, unter denen wiederum diejenigen
sein können, in welchen der beobachtete Reflex abläuft.

Viertes Capitel.

Von dem Wesen der Reflexerregung und der centralen Innervation überhaupt.

I. Zusammenfassung der hauptsächlichsten Versuchsergebnisse.

§. 67. ˉJede Reflexerregung unterscheidet sich, wie der Verlauf der Reflexzuckung lehrt, von einer directen Erregung peripherischer Nerven durch ihre längere Dauer und durch ihren verspäteten Eintritt. In beiden Beziehungen können wir der die Reflexübertragung vermittelnden grauen Substanz einen Nervenverlauf von sehr grosser Länge substituirt denken. Die Reflexzuckung zeigt also in vergrössertem Maass dieselben Differenzen von der directen Zuckung, wie die an einem und demselben motorischen Nerven höher oben und höher unten ausgelösten Zuckungen sie darbieten. Aber während am lebenden Thier unter zwei solchen in ungleicher Entfernung vom Muskel befindlichen Punkten des Nerven die Reizung des entfernteren bei gleicher Stärke des Reizes nicht selten eine stärkere Zuckung hervorbringt, hört hier die Analogie mit der Reflexzuckung auf. Vielmehr ist diese bei normaler Reizbarkeit des Rückenmarks bedeutend schwächer als die directe Zuckung bei gleich starker Reizung. Abgesehen von ihrer längeren Dauer zeigt übrigens die Reflexzuckung nach momentaner Reizung keine Abweichung von dem Zuckungsverlauf nach directer Erregung des motorischen Nerven; sie hat also namentlich, so lange die Reizbarkeit nicht durch starke Ermüdung, häufige Reize oder toxische Einwirkungen gestört ist, durchaus keinen tetanischen Verlauf. Demnach wird bei der Reflexübertragung der Vorgang der Erregung 1) verlangsamt, 2) über eine grössere Zeit vertheilt und 3) in Bezug auf seine Intensität vermindert, so dass selbst ziemlich starke Reize, falls sie von sehr kurzer Dauer sind, ganz erlöschen können. Erst wenn die Reize länger anhalten oder sich oft nach einander wiederholen, tritt der Reflex auch bei unverändertem Rückenmark mit grösserer Sicherheit auf.

Die Verzögerung, welche die Erregung bei ihrer Leitung durch das Rückenmark erfährt, steht endlich in keiner nachweisbaren Abhängigkeit von der Stärke der Reizung. Während die directe Latenz, d. h. diejenige Zeit, welche in Folge der Leitung der Erregung im peripherischen Nerven und ihrer Uebertragung auf den Muskel verfliesst, mit wachsender Reizstärke merklich abnimmt, ist die Reflexzeit, die zur unmittelbaren Uebertragung der Erregung im Centralorgane erforderliche Dauer, annähernd von constanter Grösse. Sie beträgt unter normalen Verhältnissen der Reizbarkeit 0,008—0,015 Secunden. Auch in dieser Beziehung unterscheidet sich also die Reflexleitung wesentlich von der Leitung der Erregung in der Nervenfaser. Wegen der Abhängigkeit der directen Latenz von der Stärke der Nervenerregung darf man aber zur Bestimmung der Reflexzeit nur solche Beobachtungen verwenden, in denen die directe und die Reflexzuckung beide von gleicher Höhe sind, da nur in diesem Fall eine wirkliche Gleichheit der Erregungsintensität vorausgesetzt werden darf. Wird diese Bedingung nicht eingehalten, so erhält man eine Differenzzeit, welche von sehr verschiedener Grösse sein kann. Sie erreicht ihr Maximum, wenn die Reflexzuckung minimal und die directe Zuckung maximal ist; sie wird umgekehrt ein Minimum, wenn die Reflexzuckung maximal und die directe Zuckung minimal ist. Im letzteren Falle kann sogar die Differenzzeit null oder, in allerdings seltenen Fällen, negativ werden. (§. 7—15.)

§. 68. Bei der Uebertragung der Reflexerregung von der einen auf die andere Seite des Rückenmarks nimmt sowohl die Verzögerung der Reizung wie ihre Abschwächung zu. Das gleiche ist der Fall bei der Leitung der Reflexe von einer höheren zu einer tiefer gelegenen Stelle des Rückenmarks. Diese Verzögerung ist aber verhältnissmässig grösser bei der Quer- als bei der Längsleitung. Während nämlich die Dauer der Querleitung im Mittel etwa 0,0040 Sec. beträgt, erreicht sie bei der Längsleitung kaum die nämliche Grösse. Die kurze Strecke aus der einen in die andere Hälfte des Rückenmarks ist also in Bezug auf die Verzögerung der Leitung mindestens der ganzen Länge dieses Centralorgans äquivalent. Zugleich ist hiernach die Verzögerung bei der Längsleitung so unbedeutend, dass sie sich von der Fortpflanzung in der peripherischen Nervenfaser nicht merklich unterscheidet.

In ihrem Verlauf unterscheidet sich aber die Reflexerregung, die durch Quer- oder Längsleitung zu Stande kommt, wieder ebenso von der gleichseitigen Reflexerregung wie diese von der directen Nervenerregung. Die Zuckungen sind nämlich stets von längerer Dauer. (§. 16—25.)

Die Spinalganglien sind auf die Leitung der sensibeln Reize zum Rückenmark von wesentlichem Einflusse. In ihnen wird die Reizbarkeit herabgesetzt, der Vorgang der Erregung wird verzögert und in seiner

Dauer verlängert. Die Verzögerung der Leitung beträgt in den Spinalganglien des Frosches durchschnittlich etwa 0,0030 Sec. (§. 26—29.)

Entgegengesetzt den Spinalganglien verhält sich die äussere Haut. In ihr müssen Vorrichtungen angenommen werden, welche verstärkend auf die durch sie geleitete Erregung einwirken; denn die äussere Haut ist durchweg viel reizbarer als der sensible Nerv, der sich in ihr ausbreitet. Möglicher Weise ist dieser Einfluss geknüpft an die Nervenendzellen der Haut oder an Ganglienzellen, die in die peripherische Verbreitung der Hautnerven eingeschaltet sind. Durch jenen Antagonismus zwischen den Endgebilden der Nerven in der Haut und den Spinalganglien gewinnt der Stamm der sensibeln Hautnerven ein Minimum directer Reizbarkeit, eine Einrichtung, welche als ein Schutz des Centralorgans vor dem Zufluss zweckloser sensorischer Erregungen gedeutet werden kann. (§. 30—31.)

§. 69. Die normale Reflexreizbarkeit des Rückenmarks kann durch mannigfache Einwirkungen sehr bedeutend verändert werden: so vor allem durch Aenderungen der Temperatur, durch oft wiederholte Reize und durch gewisse toxische Einflüsse.

Erniedrigung der Temperatur bewirkt 1) Steigerung der Reflexreizbarkeit, welche aber bei fortdauernder Kälte allmälig wieder schwindet und schliesslich in völlige Unerregbarkeit übergeht, ausserdem 2) verspäteten Eintritt und verlängerten, bei höheren Graden tetanischen Verlauf der Reflexe. Die Reflexzeit kann unter dem Einfluss der Kälte in kurzer Zeit auf 0,035 Sec., und bei fortgesetzter Einwirkung bis auf 0,060 Sec., also auf das drei- bis sechsfache ihrer normalen Dauer anwachsen. Höhere Temperatur hat in allen Beziehungen die entgegengesetzte Wirkung. Der Einfluss der Jahreszeiten auf die Reflexreizbarkeit des Kaltblüters lässt sich durchaus auf die Temperaturwirkung zurückführen. Die letztere gleicht aber augenscheinlich vollständig derjenigen Wirkung, welche die Aenderung der Temperatur auf den Verlauf der Erregung im peripherischen Nerven besitzt; nur sind die Einflüsse auf das Centralorgan ungleich bedeutender. (§. 32—36.)

Jede Reizung eines sensibeln Nerven hinterlässt als Nachwirkung eine Veränderung der Reflexreizbarkeit, welche, ähnlich der Modification der Nervenfaser durch die Reizung, einen bestimmten Verlauf zeigt. Zunächst wird nämlich die Reizbarkeit der centralen Substanz vergrössert, dann nimmt sie allmälig ab, indem Erschöpfung eintritt. Das Centralorgan unterscheidet sich aber dadurch von dem peripherischen Nerven, dass bei jenem die Erhöhung der Reizbarkeit, die positive Modification, stärker und andauernder ist, und dass es dagegen langsamer ermüdet. (§. 37—39.)

Nach der Einwirkung der reflexerhöhenden Gifte (Strychnin, Morphin, Veratrin, Atropin u. s. w.) stellen sich Veränderungen der Reflexerregung ein, die im Wesentlichen stets von übereinstimmender Art sind, aber in ihren Graden sehr verschieden sein können. Es nimmt nämlich 1) die Wirksamkeit der kurz dauernden Reize zu, so dass nun ein momentaner Reiz von sehr geringer Stärke Reflexerregung zur Folge hat; in extremen Fällen kann die Reflexreizbarkeit sogar die directe Erregbarkeit des motorischen Nerven weit übertreffen. Damit ist verbunden 2) eine mehr und mehr eintretende Ausgleichung in der Stärke der Reflexerregung nach starken und nach schwachen Reizen. Im äussersten Stadium der Strychninwirkung führt jeder Reiz von der Reizschwelle an in gleicher Weise das Maximum der Zuckung herbei. Sodann wird 3) der Verlauf der Reflexzuckung immer mehr verlängert und geht schliesslich in einen dauernden Tetanus über. Endlich 4) verspätet sich der Eintritt der Zuckung, es vergrössert sich also die Dauer der eigentlichen Reflexzeit in zunehmendem Maasse. Diese Verspätung ist um so bedeutender, je schwächer der einwirkende Reiz ist. Bei der höchsten Steigerung der Reflexreizbarkeit, wo jeder Reiz das Zuckungsmaximum herbeiführt, wird daher die verschiedene Stärke der Reizung immer noch an den Verschiedenheiten in der Dauer der Reflexzeit erkannt, die nun gerade ungewöhnlich gross geworden sind. Nach der Einwirkung des Strychnin kann auf diese Weise in extremen Fällen die Reflexzeit bis auf das 8- oder 10fache ihrer normalen Dauer anwachsen. (§. 41—45.)

Der Einfluss einzelner reflexerhöhender Gifte kann durch die gleichzeitige Einwirkung auf andere Theile des Nervensystems modificirt werden. So wirkt das Morphin auf das enthirnte Thier vollkommen wie das Strychnin; bei Anwesenheit des Gehirns ermässigt dagegen die betäubende Wirkung auf das letztere zugleich die Reflexe. Das Atropin ferner hat neben seiner reflexerhöhenden zugleich eine paralysirende Wirkung auf das Rückenmark und auf die peripherischen Nerven. Durch die letztere wird die erstere ermässigt und manchmal in ihrer Dauer protrahirt. Ebenso kann in Folge dessen das Atropin unter Umständen eine schon eingetretene Strychninwirkung abschwächen. (§. 46—54.)

§. 70. Einen wesentlichen Einfluss auf die Stärke und den Ablauf einer Reflexerregung hat die Interferenz derselben mit anderen Reflexerregungen, d. h. mit solchen, die durch die Reizung anderer sensibler Fasern ausgelöst worden sind. Das Ergebniss einer solchen Interferenz ist 1) abhängig von dem Stadium, in welchem sich die interferirende Reflexerregung befindet, wenn die andere, die Haupterregung, beginnt. So lange die durch den Interferenzreiz bewirkte Reflexzuckung noch in ihrem Ablauf begriffen oder erst seit kurzer Zeit vollendet ist, findet in der Regel Summation der Erregungen statt. Liegt dagegen eine längere Zeit zwischen den Anfangspunkten der zwei interferirenden Reflexe, so erfolgt eine Hemmung der hinzutretenden Reflexerregung, welche Hemmung rasch zu ihrer grössten Stärke anwächst, um dann langsam wieder zu sinken. Das Resultat der Interferenz ist ferner 2) abhängig von dem räumlichen Verhältniss der gereizten Nervenfasern. Solche Fasern, die auf derselben Seite und in gleicher Höhe des Rückenmarks eintreten, also später einem und demselben Nervenstamm sich anschliessen, bewirken eine weit schwächere Hemmung, als solche, die auf verschiedenen Seiten oder in verschiedener Höhe eintreten, also in ihrem peripherischen Verlauf verschiedenartigen Nervenstämmen zugehören. Endlich ist 3) der Zustand des Rückenmarks von wesentlicher Bedeutung. Je mehr der Zustand normaler Leistungsfähigkeit erhalten blieb, um so sicherer darf man in dem angegebenen Stadium der Interferenz die Hemmung der Reflexe erwarten. Je mehr Kälte, Strychnin und andere reflexerhöhende Gifte oder auch nur die gewöhnliche Asthenie des Nervensystems ihre Wirkungen geltend gemacht haben, um so mehr tritt die Hemmung zurück. Zunächst wird dieselbe nur in ein späteres Stadium verlegt, allmälig aber bleibt sie ganz aus, so dass die Interferenz nur noch als eine allmälig abnehmende Summation der Erregungen auftritt. Während ferner die Hemmung für Nervenfasern verschiedener Seiten und Höhen noch besteht, ist sie bei der Interferenz der gleichseitig und in gleicher Höhe einwirkenden Reize schon erloschen.

Der hier dargestellte Verlauf ist im Allgemeinen immer nachweisbar, wenn man als Interferenzreiz einen länger anhaltenden, als Hauptreiz einen momentanen Reiz nimmt. Dem constanten Strom kommt bei der Reflexerregung nur die Rolle eines dauernden Reizes zu. Eine Fortpflanzung der elektrotonischen Veränderungen durch die graue Substanz des Rückenmarks lässt sich nicht nachweisen. (§. 55—64.)

§. 71. Bei der Reizung sensibler Gehirntheile entwickeln sich Interferenzphänomene, die denen bei der gleichzeitigen Reizung verschiedener sensibler Nervenwurzeln vollständig gleichen. Hierdurch wird es wahrscheinlich, dass auch die Beeinflussung der Reflexe bei Erhaltung des Gehirns, die gewöhnlich in einer Hemmung, zuweilen aber auch in einer Verstärkung derselben besteht, ebenfalls dem Kreis dieser Interferenzerscheinungen zugehört, indem sie der gleichzeitig mit der Erregung des Reflexorgans bestehenden Reizung sensibler Hirntheile ihren Ursprung verdankt.

Alle Interferenzerscheinungen endlich, ob sie aus einer gleichzeitigen Reizung verschiedener sensibler Fasern hervorgehen, oder ob eine directe centrale Reizung betheiligt ist, lassen sich mit Wahrscheinlichkeit auf eine doppelte Wechselwirkung zurückführen, entsprechend den entgegengesetzten Erfolgen der Hemmung und der Summation der Erregungen, die man bei der Interferenz beobachtet. Hemmung ist wahrscheinlich stets die unmittelbare Folge einer gleichzeitigen Reizung verschiedener sensorischer Centralpunkte, wenn die Erregungen durch Centralfasern so geleitet werden, dass sie in einem und demselben sensorischen Centralgebiete zusammentreffen. Summation der Reizungen findet dagegen, wie es scheint, immer dann statt, wenn von den verschiedenen sensorischen Centralgebilden, welche gleichzeitig erregt werden, die Erregung auf die nämlichen motorischen Centralpunkte oder Fasern übergeht. Im Allgemeinen wer-

den diese beiden Effecte bei jeder gleichzeitigen Reizung verschiedener
sensibler Fasern neben einander stattfinden können, und es wird von den
besonderen Bedingungen des Versuchs abhängen, welche von ihnen das
Uebergewicht hat über die entgegenstehende. In letzterer Beziehung lässt
sich als allgemeines Ergebniss nur festhalten, dass 1) das Lageverhältniss
der gereizten sensibeln Theile, 2) die Beschaffenheit des Centralorgans
(Leistungsfähigkeit, thermische und toxische Veränderungen) und 3) das
Stadium, in welchem der ganze Vorgang untersucht wird, das Verhältniss
der beiden Wirkungen bestimmt, aus denen die Interferenz sich zusammen-
setzt. (§. 65 u. 66.)

II. Beziehungen der allgemeinen Nervenmechanik zur speciellen Physiologie der Centralorgane.

§. 72. Die besonderen Functionen der einzelnen Centraltheile zu ermitteln gehört nicht zur Aufgabe der allgemeinen Nervenmechanik. Wohl
aber hat die letztere die in dieser Beziehung von der speciellen Nervenphysiologie gewonnenen Ergebnisse den allgemeineren Vorstellungen, zu denen
sie selbst gelangt ist, unterzuordnen. Sie muss es versuchen, die complexen
Erscheinungen, welche die physiologische Untersuchung der einzelnen Centraltheile ergiebt, aus den elementareren Thatsachen abzuleiten, welche sie
in Bezug auf die Verhältnisse der Leitung und Uebertragung der Erregungen innerhalb der centralen Substanz gesammelt hat. Nicht bloss die
specielle Physiologie der im engeren Sinne so genannten Centralorgane,
des Rückenmarks und Gehirns, kann zum Object einer solchen die Expe-
rimentalkritik mit der Subsumtion unter allgemeine Principien verbindenden
Untersuchung gemacht werden, sondern auch die Innervation gewisser Organe, welche theilweise von peripherisch gelagerten centralen Gebilden ausgeht, wie des Herzens, der Blutgefässe, des Darms, bietet sich hier der
Erörterung dar. Was die eigentlichen Centralorgane betrifft, so wird es
sich empfehlen zuerst die Verhältnisse der Leitung in ihnen, abgesehen
von der speciellen physiologischen Function, welche jedem einzelnen Centraltheile zukommt, abgesondert zu behandeln, und dann erst einen Blick
auf die allgemeinen Bedingungen zu werfen, welche in Bezug auf die
Theilung der Functionen vorausgesetzt werden müssen. Denn die grössere
oder geringere Erleichterung oder Erschwerung der Leitung nach verschiedenen Richtungen ist offenbar wieder das relativ Einfachere, das unmittelbarer aus den allgemeinen Eigenschaften der centralen Nervensubstanz sich
erklären muss, während die Beziehung bestimmter centraler Gebiete zur
Function einzelner peripherischer Organe zunächst aus den Verhältnissen
der Leitung und demnach erst mittelbar aus den allgemeineren Principien
der Nervenmechanik zu deduciren sein wird.

1. Die Leitung der Erregungen im Centralorgan.

§. 73. Durch das physiologische Experiment sind unter den centralen Leitungsvorgängen diejenigen im Rückenmark bis jetzt am meisten aufgeklärt. Unsere eigenen Versuche geben hierzu durch die Messung der Zeitverhältnisse der Leitung einige weitere Beiträge. Wenn wir von der naheliegenden Vorstellung ausgehen, dass unter sonst gleichen Bedingungen die Leitung der Erregung um so mehr verzögert wird, je grössere Widerstände sich ihr entgegenstellen, so kommen wir zu dem Schlusse, dass zunächst jeder Erregung, auf welchen Wegen sie auch verlaufe, innerhalb des Centralorgans grössere Widerstände entgegentreten als im peripherischen Nerven, dass aber dann relativ am leichtesten die Leitung auf der g l e i c h e n Seite, auf welcher der gereizte Nerv in das Rückenmark eintritt, von statten geht, dass schwieriger die Leitung nach der entgegengesetzten Seite erfolgt, und dass sich weiterhin noch Widerstände einfinden, wenn die Erregung in der Richtung der Längsachse des Marks geschehen soll. Doch sind, wie wir gesehen haben, die Widerstände der Längsleitung wieder relativ geringer als diejenigen der Querleitung, und sie scheinen den Leitungswiderstand in ·den peripherischen Nerven nicht erheblich zu übertreffen.

Alle diese Resultate beziehen sich aber nur auf jene Leitungsbahnen, welche die sensibeln mit den motorischen Fasern innerhalb des Centralorgans verbinden, welche also bei der Reflexleitung in Anspruch genommen werden. Es sind dies zugleich solche Leitungsbahnen, von denen nach unserer heutigen Kenntniss der Centralorgane durchaus angenommen werden muss, dass sie graue Heerde durchsetzen, dass demnach bei ihnen stets die eigenthümlichen Leitungsverhältnisse der centralen Substanz in Rücksicht fallen.

Anders verhält es sich zum Theil bei jenen Leitungen, die innerhalb einer und derselben Fasergattung verbleiben. Hier sind wir angewiesen auf die Versuche, welche partielle Durchschneidungen des Marks ergeben; an Messungen der Leitungsverzögerungen wird .in diesem Fall wohl noch lange nicht zu denken sein. Es bleibt also nichts übrig als die grössere oder geringere Schwierigkeit der Leitung nach dem Grad der Reizbarkeit zu bemessen, d. h. nach der Intensität des Reizes, dessen man bedarf, um auf einer bestimmten Leitungsbahn eine Empfindung oder eine Muskelzuckung von gegebener Grösse hervorzubringen. Dass man sich auch so bis jetzt nur sehr approximativer Verfahrungsweisen bedient hat, ist`bekannt *). Abgesehen von den sonstigen Schwierigkeiten, die sich dem Versuche entgegenstellen, sind hier besonders jene Veränderungen hinderlich, die in Folge des operativen Eingriffs auf das Rückenmark eintreten und auf eine rasch anwachsende und sich ausbreitende Steigerung der Reizbar-

---

*) Vergl. meine physiologische Psychologie S. 111 f.

keit hinweisen, welche sich in der den Verletzungen folgenden sogenannten Hyperästhesie und Hyperkinesie verräth. Als der einzige für uns be-
deutungsvolle Ertrag dieser Durchschneidungsversuche bleibt daher der zu
verzeichnen, dass innerhalb der weissen Stränge des Rückenmarks die Erregung bestimmte Bahnen einhält, die jedoch theilweise, sowohl für die
sensorischen wie für die motorischen Bahnen, in der Mittellinie sich kreuzen, dass dagegen die centrale graue Substanz Erregungen jeder Art in
jeder Richtung zu leiten vermag. Dabei unterscheidet sich aber diese Leitung durch graue Masse wesentlich von derjenigen durch die Markstränge
dadurch, dass es weit stärkerer Reize bedarf, um sie hervorzubringen;
und damit hängt sichtlich die weitere Eigenschaft der centralen Substanz
zusammen, dass ihre directe Reizbarkeit eine sehr geringe ist. Wir können
nicht zweifeln, dass hier die nämliche Eigenschaft derselben sich geltend
macht wie bei den Reflexversuchen: sie setzt der auf sie eindringenden
Erregung grössere Widerstände entgegen. Versuchten wir die Fortpflanzungsgeschwindigkeit der rein sensibeln oder der rein motorischen Leitung
unter verschiedenen Umständen zu messen, so würden wir zweifelsohne
finden, dass sie eine bedeutende Verzögerung erfährt, sobald sie eine Strecke
weit, statt durch die weissen Markstränge, durch die graue Substanz erfolgt. Leitet diese aber einmal eine Erregung, so verleiht sie derselben
auch alsbald eine grössere Stärke. Hiedurch kam Schiff zu der eigenthümlichen Vorstellung, durch die graue Substanz würden bloss Schmerz-
eindrücke geleitet *). Es handelt sich hier aber offenbar um eine Erscheinung, die ganz und gar der Verlängerung der Reflexzuckung im
Vergleich mit der directen Zuckung sowie der allgemeinen Neigung der
Reflexe zur tetanischen Form der Erregung entspricht.

§. 74. Die Theorie der centralen Leitungsbahnen muss nothwendig
über diese verschiedene Leichtigkeit, mit der die Leitung geschieht je nach
dem Wege, der ihr angewiesen ist, Rechenschaft geben. Wir sehen hier
die Verhältnisse der Leitung zwischen zwei im Allgemeinen denkbaren,
aber mit den wirklichen Eigenschaften der Centralorgane unvereinbaren
Extremen die Mitte halten. Denken wir uns, das System der centralen
Bahnen wäre so beschaffen, dass die Verknüpfungen der verschiedenen Fasern durch Ganglienzellen, welche schliesslich eine nähere oder entferntere
Verbindung aller Gebiete des Centralorgans herstellen, die Leitung nach
allen Richtungen mit gleicher Leichtigkeit gestatteten, so würde jede irgendwo im Centralorgan anlangende Erregung zerfliessen, ohne einen bestimmt localisirten Effect hervorbringen zu können. Denken wir uns dagegen, im Centralorgan bliebe jede Leitungsbahn ähnlich isolirt wie im
peripherischen Verlauf der Nerven, so würde jede Erregung nur eine ein-

---

*) Schiff, Lehrbuch der Physiologie S. 251 f. Vgl. a. meine physiol. Psy-
chologie S. 118 f.

zige bestimmt localisirte Wirkung haben; es wäre nicht möglich, dass bei
der Verstärkung der Reizung diese über weitere Bahnen sich ausbreitete,
wie wir es bei der Reflexerregung kennen lernten, oder dass, wenn die
gewöhnliche Leitungsbahn unwegsam wird, eine neue eingeschlagen wird,
wie dies schon die Durchschneidungsversuche am Mark und noch in höherem Grade die Erscheinungen der stellvertretenden Function im Gehirn
zeigen *). Die eigenthümliche Beschaffenheit der centralen Leitungen, nach
der sie zwischen jenen beiden Extremen die Mitte halten, kann aber ihren
Grund nur haben in der Verknüpfungsweise der leitenden Fasern mit centralen Gebilden, also vermuthlich mit Ganglienzellen. Denn das Gesetz
der isolirten Leitung, das für die peripherische Nervenfaser gilt, ist wenigstens annähernd auch für die centrale erfüllt, wie die Durchschneidungsversuche an den weissen Rückenmarkssträngen lehren. Ein blosses Con-
volut leitender Fasern ohne die Interpolation centraler Gebilde würde daher
immer nur ein System der zuletzt bezeichneten Art erzeugen, bei welchem
weder eine gleichzeitige Vielheit der Leitungen noch stellvertretende Function stattfinden könnten. Die peripherische Nervenfaser leitet ferner eine
auf sie einwirkende Erregung in gleicher Weise nach beiden Richtungen,
wie nicht bloss aus der Fortpflanzung der inneren Molecularvorgänge, wie
z. B. der negativen Stromesschwankung, sondern vor allem aus den bei
der Verheilung der Durchschnittsenden functionell verschiedener Nerven
eintretenden Erscheinungen sich schliessen lässt. Bekanntlich haben Phi-
lipeaux und Vulpian zuerst gezeigt, dass, wenn man bei jungen Hun-
den den centralen Stumpf des nervus lingualis mit dem peripherischen des
nervus hypoglossus zusammenheilt, die Reizung des Lingualisstammes oberhalb der Narbe Zuckungen in der betreffenden Zungenhälfte herbeiführt**).
In diesem Fall leitet also ein ursprünglich sensibler Nerv in centrifugaler
Richtung. Ebenso kann aber ohne Zweifel, wenn man die geeigneten Bedingungen herbeiführt, ein motorischer Nerv Reize in centripetaler Richtung leiten. Wenn nun, wie wiederum mit der grössten Wahrscheinlichkeit
angenommen werden muss, die centralen Nervenfasern in ihren wesentlichen Eigenschaften den peripherischen gleichen, so müssen alle jene Ei-
genthümlichkeiten, durch welche sich die Leitung innerhalb der Centralorgane von der peripherischen Nervenleitung unterscheidet, auf die Eigenschaften der in den Verlauf der Fasern eingeschalteten Zellen zurückgeführt
werden. Hier handelt es sich nun nicht bloss um die oben hervorgehobenen grösseren oder geringeren Widerstände der Leitung, welche sich aus
den Reflex- und Durchschneidungsversuchen ergeben, sondern nicht minder
um die wichtige Thatsache, dass trotz der doppelsinnigen Leitungsfähigkeit
der Nervenfasern die Leitung dennoch eine einsinnige ist, dass also
namentlich solche Reize, die irgendwo auf den peripherischen Verlauf der

---

*) S. meine physiol. Psychologie S. 231.
**) Journal de la physiologie, t. VI p. 421.

motorischen Nervenfasern einwirken, immer nur Muskelzuckung, niemals aber irgend einen Effect innerhalb des Centralorgans hervorbringen. Dieses letztere ist ja keineswegs so selbstverständlich, wie man es, nun einmal an die Thatsache gewöhnt, anzusehen pflegt. Man kann auch diese centrale Wirkungslosigkeit motorischer Nervenreizungen keineswegs bloss daraus erklären wollen, dass die motorischen Fasern schliesslich im Gehirn in Ganglienzellen endigen, welche eben nicht mit der Fähigkeit der Empfindung begabt sind. Denn die motorischen Centralgebilde des Rückenmarks sind, wie die Reflexversuche lehren, mit den sensibeln Fasern irgendwie in Verbindung gesetzt. Wenn aber die Leitung von den sensibeln zu den motorischen Centralgebilden wegsam ist, so ist es keineswegs selbstverständlich, sondern im Gegentheil sehr auffallend, dass dieselbe Leitung in der entgegengesetzten Richtung, von den motorischen zu den sensibeln Zellen oder sonstigen Centralgebilden nicht wegsam ist. Da wegen der doppelsinnigen Leitungsfähigkeit der Nervenfasern in diesen der Grund nicht liegen kann, so kann er eben nur in den centralen Elementen selbst liegen, in welchen die leitenden Fasern unmittelbar nach ihrem Eintritt in das Mark, wie die anatomische und die physiologische Untersuchung in gleicher Weise wahrscheinlich machen, endigen. Der Grund der thatsächlich bestehenden einsinnigen Leitung muss mit einem Wort, da er in den Nervenfasern nicht gesucht werden kann, wie die ältere Physiologie glaubte, in den centralen Elementen gelegen sein. Diese müssen mindestens innerhalb der motorischen Leitungsbahn eine solche Beschaffenheit besitzen, dass sie in der einen Richtung die Erregungen durchlassen, in der entgegengesetzten Richtung ihnen den Durchgang versagen. Wie aber hier ein, so viel wir wissen, nicht zu überwindender Widerstand der Leitung in einer bestimmten Richtung sich entgegenstellt, so gibt es offenbar noch andere Widerstandsunterschiede geringeren Grades, durch welche eine Reizung in einer bestimmten Richtung vorzugsweise leicht, in andern Richtungen schwerer geleitet wird, entweder nur bei grösserer Intensität der Reize, oder aber wenn die normale Bahn unterbrochen ist.

Wir müssen hiernach von der Voraussetzung ausgehen, dass ein und dasselbe centrale Element, also wahrscheinlich eine und dieselbe Ganglienzelle, den Reizungsvorgang in einer bestimmten Richtung von einer eintretenden auf eine austretende Faser leicht zu übertragen vermag, dass dagegen in einer andern, entgegengesetzten Richtung eine solche Uebertragung entweder gar nicht oder nur mit Ueberwindung grösserer Widerstände geschehen kann. Denn wollte man etwa versuchen die Function der Uebertragung und der Hemmung der Erregungen auf verschiedene Elemente zu vertheilen, so würde man um jene Voraussetzung doch nicht herumkommen. Gesetzt z. B., man wollte die Thatsache, dass Reizungen der motorischen Nerven nicht auf die sensibeln Markstränge übertragen werden können, damit erklären, dass zwischen den Ganglienzellen der Vorderhörner und denen der Hinterhörner des Rückenmarks irgend welche hemmende Elemente eingeschaltet seien, so müsste von diesen abermals vorausgesetzt werden, dass sie zwar die Leitung der Erregung von der motorischen auf die sensorische Ganglienzelle, nicht aber umgekehrt die Leitung von dieser auf jene aufhalten, da eine solche ja thatsächlich bei der Reflexübertragung stattfindet. Es ist also augenscheinlich viel einfacher und steht sogar mit den anatomischen Verhältnissen, so weit sie bekannt sind, mehr im Einklang, wenn man die verschiedene Leitungsfähigkeit nach verschiedenen Richtungen ohne weiteres als eine Eigenschaft der centralen Elemente überhaupt postulirt, wobei immerhin noch angenommen werden kann, dass solche Unterschiede in einzelnen Ganglienzellen mehr als in andern ausgebildet seien, und dass sie in manchen vielleicht ganz verschwinden.

Die einfachste Vorstellung, welche wir mit Rücksicht auf diese nothwendig zu postulirende Verschiedenheit der Leitungsfähigkeit centraler Elemente nach verschiedenen Richtungen uns' bilden können, besteht nun offenbar in der Annahme, dass die Art der Fortpflanzung der einem centralen Element zugeleiteten Erregung durch dieses Element von dem Ort abhängt, wo in demselben die zuleitende Faser endigt. Selbstverständlich muss dabei vorausgesetzt werden, dass das centrale Element ein zusammengesetztes Gebilde sei, was ohnehin bei den Ganglienzellen schon die anatomische Untersuchung zweifellos macht, die hier überdies der Annahme eines verschiedenen Endigungsortes der verschiedenen zuführenden Fasern im Innern der Zelle mindestens nicht ungünstig ist. Es sei hier nur der auffallenden Verschiedenheit gedacht, welche an den grossen motorischen Zellen der Vorderhörner nach der Entdeckung von Deiters der aus dem Centrum der Zelle hervorkommende Achsenfortsatz gegenüber den aus der Peripherie der Zelle entspringenden s. g. Protoplasmafortsätzen darbietet*).

Wir wollen — lediglich um die Vorstellungen zu fixiren, ohne dass damit eine irgendwie näher zu begründende Hypothese aufgestellt werden soll — annehmen, der Widerstand, welcher sich der in einer Faser zugeleiteten Erregung entgegenstellt, nehme zu, wenn die Faser in centraleren Theilen der Zelle endige, und erreiche also bei einer vollständig centralen Endigung sein Maximum. Es würde dann, um ein concretes Beispiel zu wählen, die durch einen Protoplasmafortsatz einer grossen motorischen Zelle zugeführte Erregung ohne erhebliche Schwierigkeit durch dieselbe sich fortpflanzen und auf eine andere Faser übergehen können, die durch den Achsenfortsatz zugeführte Erregung würde jedenfalls nur nach Ueberwindung sehr bedeutender Widerstände übertragen werden, wahrscheinlich aber, da der Achsenfortsatz in den centralsten Theil der Zelle sich einpflanzt, ganz erlöschen.

---

*) Deiters, Untersuchungen über Gehirn und Rückenmark. Braunschweig 1865. S. 67.

Diese Annahme über die grösseren oder geringeren Widerstände, die sich der Uebertragung der Erregungen in der centralen Zelle entgegensetzen, je nach dem Ort, wo die leitenden Fasern in ihr endigen, genügt nun aber noch nicht, um den ganzen Einfluss jener centralen Gebilde auf die Leitung zu bestimmen, sondern es muss die weitere Annahme hinzugefügt werden, dass die centrale Zelle die Erregungen, in welche sie selbst durch die ihrer peripherischen Region zugeführten Reize gerathen ist, nicht mit gleicher Leichtigkeit auf alle aus ihr entspringenden Fasern, sondern vorzugsweise auf bestimmte Fasern überträgt. Die einfachste Annahme wird auch hier wieder darin bestehen, dass solches von den Orten abhängt, an denen innerhalb der centralen Zelle die einzelnen Fasern endigen. Prüfen wir nun, welche Annahme hier gemacht werden muss, damit sich die verschiedenen Erscheinungen der centralen Leitung ungezwungen erklären, so ergiebt sich, dass für die Zelle als Ausgangsort der Erregungen die Bedingungen des Fasereintritts denjenigen entgegengesetzt sein müssen, die für die Zelle als Aufnahmeort der Erregungen existiren. Wenn sich vorzugsweise einer der centralen Region zugeleiteten Erregung Widerstände entgegensetzen, so dass die Zelle selbst schwer oder gar nicht durch einen hier zugeführten Reiz in Erregung versetzt werden kann: so werden dagegen anderseits Erregungen, die in ihr irgendwie, z. B. durch der peripherischen Region zugeführte Reize, entstanden sind, vorzugsweise oder auch ganz allein auf die der centralen Region entstammenden Fasern sich übertragen.

Es erhellt ohne weiteres, dass eine solche Einrichtung das Stattfinden von Leitungen in einer bestimmten Richtung ermöglichen muss, trotzdem dass die leitenden Fasern selbst ein doppelsinniges Leitungsvermögen besitzen. Man wird sagen, es sei eben durch eine derartige Annahme lediglich das doppelsinnige Leitungsvermögen von der Nervenfaser auf die centrale Zelle übertragen. In der That ist das der Fall; es ist aber auch dasjenige was durch die Thatsachen gefordert wird. Denn diese erheischen gebieterisch, an den centralen Elementen solche Einrichtungen vorauszusetzen, welche die thatsächlich stattfindende einsinnige Leitung erklärlich machen. In welcher Weise solchen Einrichtungen auch ein mechanisches Verständniss sich abgewinnen lässt, werden wir später zu untersuchen haben.

§. 75. Aber hiermit sind die Voraussetzungen noch nicht erschöpft, die erforderlich sind. Die einsinnige Leitung ist nur eine und vielleicht nicht einmal die bedeutsamste unter den Erscheinungen, welche bei der Fortpflanzung der Erregungen durch die centrale Substanz sich darbieten. Zunächst muss hervorgehoben werden, dass die Leitung durch eine centrale Zelle wahrscheinlich niemals ein so einfacher Vorgang ist wie die peripherische Nervenleitung. Die Reflexerscheinungen wenigstens machen es wahrscheinlich, dass schwächere Reize stets in der Ganglienzelle erlöschen, und dass diese dagegen, sobald sie einmal in Erregung geräth, eine längere Zeit hindurch lebendige Kräfte entwickelt. Vermuthlich werden zwar bei der einfachen sensibeln und motorischen Leitung diese Veränderungen so bedeutend nicht sein wie bei der Reflexübertragung. Aber es ist doch nicht unwahrscheinlich, dass derartige Einflüsse auf den Verlauf der Erregung bei jeder Leitung durch centrale Gebilde in einem gewissen Grade stattfinden. Wir können dieselben kurz dahin zusammenfassen, dass in der centralen Substanz leicht schwächere Reizungen, die ihr zugeführt werden, latent werden, während stärkere Reizungen Kräfte auslösen, die in jener Substanz selbst latent gewesen sind. Wie dieses Verhalten mechanisch zu deuten sei, werden wir später untersuchen. Hier muss nur darauf hingewiesen werden, dass in demselben offenbar schon eine Bedingung zu den zwei entgegengesetzten Wirkungen, welche die centrale Zelle auf die ihr zugeleiteten Erregungen ausübt, gegeben ist. Denken wir uns die Eigenschaft, Reize in den latenten Zustand überzuführen, in höherem Grade ausgebildet, so wird jeder zugeführte Reiz verschwinden. Die andere Eigenschaft dagegen, durch den Anstoss des Reizes zur Entwicklung bisher latenter Kräfte angeregt zu werden, ist offenbar bei jeder Fortpflanzung einer Erregung wirksam. Nach dem ersten Theil der zu Grunde gelegten Hypothese wird anzunehmen sein, dass die erstere Eigenschaft vorzugsweise in der centralen, die letztere in der peripherischen Region ausgebildet sei. Nach dem zweiten Theil unserer Hypothese aber werden wir voraussetzen müssen, dass diejenige Region der centralen Zelle, welche die unmittelbar in sie eintretenden Reize latent macht, auf der andern Seite, sobald zur Entwicklung lebendiger Kräfte in der Zelle Anlass gegeben ist, vorzugsweise diese Entwicklung übernimmt, so dass der in der Zelle vorhandene Erregungszustand hauptsächlich auf die aus der centralen Region entspringenden Leitungsbahnen sich überträgt.

Endlich ist noch die Annahme geboten, dass zwischen den beiden Verhaltungsweisen, die wir als diejenige der centralen und als diejenige der peripherischen Region bezeichnet haben, alle möglichen Gradabstufungen vorkommen können. Auch diese Annahme motivirt sich im allgemeinen durch die der centralen Substanz überhaupt zukommende Doppeleigenschaft, einerseits äussere Reize, die sie treffen, latent werden zu lassen, und anderseits selbst lebendige Kräfte zu entwickeln. Versinnlichen können wir uns aber jene Annahme einer Gradabstufung des Verhaltens, wenn wir uns die centrale Zelle zwischen der Peripherie und dem Centrum in eine grössere Zahl concentrischer Zonen getheilt denken, in welchen nun je nach ihrer Lage mehr die Eigenschaften der peripherischen oder der centralen Region vorwalten, und wenn wir uns vorstellen, dass möglicher Weise aus jeder dieser Zonen leitende Fasern entspringen können. Auf diese Weise würde es verständlich werden, dass es, wie die Erscheinungen der Reflexleitung zeigen, sehr verschiedene Grade des Widerstandes gibt, je nach der Richtung, in welcher der Erregungsvorgang im Centralorgane sich fortpflanzt.

8 *

Suchen wir hiernach uns von den für die einfachsten Leitungsvorgänge im Rückenmark getroffenen Einrichtungen ein Bild zu entwerfen, so würde sich dieses, wenn wir uns auf die Betrachtung der Leitung zwischen einem unmittelbar verbundenen Zellencomplex beschränken, etwa folgendermassen gestalten (Fig. 41). Je zwei zunächst verbundene motorische Zellen M_1 und M_2 sind durch zugehörige motorische Fasern m_1, m_2, m_3 so unter einander und mit ausserhalb gelegenen Gebilden in Verbindung gesetzt, dass jede Faser m_2 in der centralen Region der centralwärts gelegenen Zelle M_2 und in der peripherischen Region der peripherisch gelegenen Zelle M_1 endet, bis endlich die aus der letzten Zelle M_1 entspringende Faser

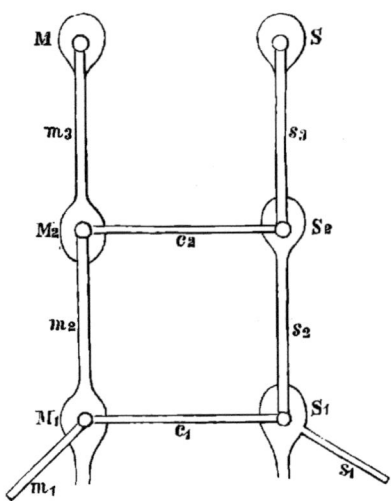

Fig. 41.

als peripherische Nervenfaser m_1 die centrale Region ihrer Ursprungszelle mit einem Muskel Verbindung setzt. Ein auf m_1 einwirkender Reiz erlischt nun nach den gemachten Voraussetzungen in M_1, ein in m_3 zugeführter Reiz dagegen pflanzt durch M_2, M_1 bis in die Faser m_1 sich fort.

In der entgegengesetzten Weise sind die sensorischen Zellen S_1, S_2 mit den zu ihnen gehörenden Fasern verbunden. Jede Faser s_2 endet nämlich in der peripherischen Region der centralwärts und in der centralen Region der peripherisch gelegenen Zelle; die zuletzt entspringende peripherische Nervenfaser s_1 ist daher mit der peripherischen Region der ihr zugehörenden Zelle S_1 verbunden. Einem in s_3 zugeleiteten Reize wird in S_2 ein grosser Widerstand entgegengesetzt, ein in s_1 zugeleiteter Reiz pflanzt dagegen ohne Schwierigkeit durch S_1 und S_2 nach s_3, also in centripetaler Richtung sich fort.

Endlich nehmen wir noch an, dass jede sensorische Zelle S_1 mit einer motorischen M_1 so verbunden sei, dass von der centralen Region der Zelle S_1 eine Faser ausgeht und in eine mittlere Region der Zelle M_1 sich einsenke. Dies ist die Bahn der Reflexleitung, auf welcher vermöge der Eintrittsstelle der Faser die sensorische Erregung einen grösseren Widerstand findet als in der centripetalen Richtung s_1 s_2 s_3. Für die Querleitung der Reflexe würde eine Verbindung durch Communicationsfasern anzunehmen sein, welche ebenfalls in einer mittleren, aber doch centraler gelegenen Zone endigen.

Aus dem hier entwickelten Schema lassen sich nun nicht nur die einfachen Leitungsverhältnisse sondern auch die Wirkungen der Reizinterferenz ableiten, sobald man eine weitere, durch die Interferenzerscheinungen unmittelbar geforderte Annahme hinzufügt. Da aber dieser Punkt aus der Betrachtung der blossen Leitungsgesetze in ein anderes Gebiet überführt, so wollen wir ihn später im Zusammenhang mit den allgemeineren theoretischen Vorstellungen über die mechanischen Eigenschaften der centralen Substanz etwas näher erörtern. Dass endlich das nämliche Schema ohne Schwierigkeit auf die complicirteren Leitungsverhältnisse in den höheren Centralorganen zu übertragen sein wird, bedarf kaum der Bemerkung. Wir unterlassen es aber auf diesen Gegenstand, für welchen die specielle Nervenphysiologie bis jetzt noch allzu unsichere Grundlagen liefert, hier einzugehen.

2. Die Theilung der Functionen im Centralorgan.

§. 76. Die Anschauungen über die physiologischen Functionen der Centraltheile haben sich lange Zeit zwischen zwei Gegensätzen bewegt, wie sie grösser nicht denkbar sind. Auf der einen Seite nahm man an, das Centralorgan zerfalle in eine grosse Zahl einzelner Functionsheerde, deren jeder im wesentlichen unabhängig sei von den andern und den Sitz irgend einer complexen Thätigkeit darstelle. Am entschiedensten, freilich auch der wissenschaftlichen Begründung am meisten entbehrend, findet sich diese Ansicht in den phrenologischen Hypothesen ausgebildet. Auf der andern Seite war man geneigt, nur jeder der grösseren Abtheilungen des Centralorgans den Werth eines specifischen Functionsheerdes zuzugestehen, wobei dann eine solche Abtheilung in ihrer ganzen Masse gleichmässig für die ihr zugetheilte Function eintreten sollte. Diese Anschauung hat hauptsächlich Flourens zur Geltung gebracht. An einem andern Orte *) habe ich auf die Widersprüche hingewiesen, in die sich jede dieser extremen Ansichten verwickelt, die doch beide darin übereinstimmen, dass sie höchst complexe psycho-physische Thätigkeiten an elementare Gebilde gebunden denken, eine Vorstellung, die der einfachen Wahrscheinlichkeit ebenso wie

---

*) Grundzüge der physiologischen Psychologie, S. 225.

allen unsern physiologischen Erfahrungen widerstrebt. Dagegen glaubte ich die folgenden vier Principien als den allgemeinsten Ertrag der neueren Gehirnphysiologie bezeichnen zu dürfen.

„1) Das Princip der Verbindung der Elementartheile: Jedes Nervenelement ist mit andern Nervenelementen verbunden und wird erst in dieser Verbindung zu physiologischen Functionen befähigt.“

„2) Das Princip der Indifferenz der Function: Kein Element vollbringt specifische Leistungen, sondern die Form seiner Function ist von seinen Verbindungen und Beziehungen abhängig.“

„3) Das Princip der stellvertretenden Function: Für Elemente, deren Function gehemmt oder aufgehoben ist, können andere die Stellvertretung übernehmen, sofern sich dieselben in den geeigneten Verbindungen befinden.“

„4) Das Princip der localisirten Function: Jede bestimmte Function hat (so weit nicht das Princip der Stellvertretung Ausnahmen bedingt) einen bestimmten Ort im Centralorgan, von welchem sie ausgeht, d. h. dessen Elemente in den zur Ausführung der Function geeigneten Verbindungen stehen *).“

In diesen Principien liegt eingeschlossen, dass wir die Bedeutung jedes einigermassen abgegrenzten Theils der Centralorgane, also z. B. jedes Hirnganglions, jedes grauen Markkerns, jeder Rindenprovinz u. s. w., mit Wahrscheinlichkeit vorauszusagen vermöchten, wenn wir alle die Verbindungen kennten, in welche die Elementartheile des betreffenden Gebietes theils unter einander, theils mit den Elementen anderer Centraltheile, theils mit peripherischen Körperprovinzen gesetzt sind.

Aus den vorliegenden Untersuchungen und den oben daran geknüpften Betrachtungen über die centralen Leitungen geht aber hervor, dass wir dabei den Ausdruck „Verbindung der Elementartheile“ nicht etwa bloss auf das anatomische Structurbild beschränken, und dass wir uns nicht vorstellen dürfen, jede Faserverbindung centraler Zellen sei der andern gleichwerthig. Vielmehr handelt es sich dabei stets zugleich darum, die Art der Verbindung, beziehungsweise die physiologischen Effecte zu kennen, welche die von einem centralen Elemente auf ein anderes übertragene Erregung in diesem hervorbringt. Diese Effecte bewegen sich aber zwischen zwei entgegengesetzten Elementarphänomenen. Entweder kann die von einem centralen Element auf ein anderes übergeleitete Erregung in diesem letzteren ebenfalls den Erregungsvorgang herbeiführen und so möglicher Weise auf weitere Elemente überfliessen. In diesem Fall erscheint das centrale Element lediglich als ein Uebertrager der Reizung, der jedoch die letztere zugleich in ihrer Dauer und Stärke verändern kann. Oder die mitgetheilte Erregung verschwindet in dem centralen Element,

---

*) A. a. O. S. 231.

in welchem sie anlangt. Hier erscheint dieses als ein Gebilde, das dem Reizungsvorgang eine bestimmte Bahn verschliesst, die demselben nach den Verbindungen, die uns das anatomische Structurbild erkennen lässt, offen zu stehen scheint. Zwischen diesen beiden Fällen finden sich nun aber alle möglichen Zwischenstufen. Widerstände verschiedenen Grades können sich dem Reizungsvorgang entgegensetzen, so dass derselbe einen bestimmten Weg nur einschlägt, wenn der Reiz eine gewisse Stärke erreicht.

Auf diese Weise vermögen wir uns nun nicht bloss, wie oben auseinandergesetzt wurde, im allgemeinen zu erklären, dass durch die Dazwischenkunft centraler Elemente trotz des doppelsinnigen Leitungsvermögens der Nervenfasern eine einsinnige Leitung zu Stande kommt, sondern wir sind offenbar auch im Stande, uns davon Rechenschaft zu geben, dass das Gesetz der isolirten Leitung, welches an den peripherischen Nerven aus der einfachen Trennung der Fasern hervorgeht*), auch in den Centralorganen bis zu einem gewissen Grade gewahrt bleibt, trotz der vielseitigen Verbindungen, welche hier die Elemente durch intermediäre Centralfasern eingehen. Es müssen jedoch zu diesen ohne weiteres aus der allgemeinen Betrachtung der Leitungsvorgänge sich ergebenden Vorstellungen noch zwei Voraussetzungen hinzutreten, um alle Erfolge, welche die irgend einem Centralgebiet zugeführte Erregung hervorbringt, erklärlich zu machen.

Erstens müssen wir annehmen, dass die Unterbrechung einer normalen Leitungsbahn in den centralen Elementen, welche den Nebenbahnen angehören, allmälig die Widerstände vermindert. Vermuthlich wird dies zunächst in derjenigen Seitenbahn geschehen, in welcher an und für sich die Widerstände relativ am geringsten sind, worauf erst, wenn auch sie unterbrochen ist, die Veränderung auf noch weitere Verbindungen hinübergreift. Man wird diesen Satz mit der schon hervorgehobenen Thatsache in Verbindung bringen können, dass ein und dasselbe centrale Element, das schwächeren Reizen unüberwindliche Hindernisse entgegensetzt, gegen stärkere die Rolle eines Uebertragers der Erregung spielt. Denn mit der Unterbrechung der normalen Leitungsbahn wird vermuthlich in den Seitenbahnen die Erregung zu grösserer Stärke anschwellen. Ausserdem aber lässt die Beobachtung keinen Zweifel daran, dass, sobald einmal ein Element die Eigenschaft angenommen hat, Erregungen zu übertragen, diese Eigenschaft mit der Häufigkeit der durch dasselbe eintretenden Leitung immer mehr sich verstärkt. Die Erscheinungen der Uebung und Gewöhnung weisen durchaus hierauf hin. In einem häufig durch stärkere Reize, die nicht mehr gehemmt werden, getroffenen Elemente müssen sich Veränderungen einstellen, durch welche dasselbe allmälig auch schwächere Reize zu übertragen vermag, also, um die oben eingeführten Bezeichnungen

---

*) Vergl. übrigens rücksichtlich der wahrscheinlichen Ausnahmen von diesem Gesetze meine physiol. Psychologie S. 41 f.

zu gebrauchen, Veränderungen, welche bewirken, dass die ursprünglich
centralere Endigung der Verbindungsfaser in eine mehr peripherische
übergeht. Es braucht kaum bemerkt zu werden, dass es nicht erforderlich
ist, in diesem Fall eine wirkliche Ortsänderung der centralen Nervenendigung zu statuiren, da wir uns jener Vorstellung localer Unterschiede
ja überhaupt nur als eines veranschaulichenden Bildes bedient haben. Als
wesentlich muss nur festgehalten werden, dass das centrale Element eine
innere Veränderung erfährt, die bewirkt, dass es den in einer bestimmten
Richtung zugeführten Erregungen geringere Widerstände als vorher entgegensetzt. Uebrigens sprechen alle Erfahrungen dafür, dass eine solche
Erleichterung der centralen Leitung nur stattfinden kann, wenn mindestens
eine gewisse Leitung zuvor schon geschehen konnte, wogegen niemals
solche Elemente, die sich als absolute Hemmungen einer in bestimmter
Richtung zugeleiteten Erregung entgegenstellen, die Function der Uebertragung übernehmen können.

Als zweite Annahme muss sodann noch die folgende hinzutreten.
Der Umstand, ob ein centrales Element durch die in einer bestimmten
Richtung ihm zugeleitete Erregung selbst in Erregung geräth und daher
als Uebertrager des Reizes functionirt, oder ob es dieselbe in einen latenten Zustand überführt, bestimmt zugleich sein Verhalten gegen andere Erregungen, die ihm in irgend welchen anderen Richtungen zugeführt werden. Treffen zwei Reize zusammen, deren jeder allein das Element in
Erregung versetzen würde, so summiren sich die Erregungen. Treffen
dagegen zwei Reize zusammen, von denen nur einer eine Erregung herbeiführen, der andere dagegen gehemmt würde, so wirkt diese Hemmung
auf den erregenden Reiz zurück, der nun ebenfalls entweder geschwächt
oder gänzlich gehemmt wird.

Suchen wir uns dies an dem in Fig. 41 dargestellten einfachen Schema
zu verdeutlichen. Ein auf die Faser s_1 einwirkender Reiz bringt das Element S_1 in selbständige Erregung, welche letztere sowohl in centripetaler
Richtung nach s_2, s_3 sich fortpflanzen als durch die Communicationsfaser
c_1 auf M_1 und m_1 übertragen werden kann. Durch letztere Uebertragung
entsteht eine Reflexerregung. Ein auf die Faser s_2 einwirkender Reiz dagegen wirkt zwar auf das Element S_2 erregend, nicht aber auf S_1, sondern, weil er in der centralen Region des letzteren endigt, so wird er hier
gehemmt. Wirkt nun ein Reiz gleichzeitig auf s_1 und s_2 ein, so wird die
durch s_1 in dem centralen Element hervorgerufene Erregung durch die Erregung von s_2 gehemmt, was sich beispielsweise in der Hemmung der
Reflexerregung zu erkennen giebt.

Unter den zwei zuletzt gemachten Voraussetzungen ist, wie man sieht,
die erste durch das Princip der stellvertretenden Function unmittelbar gefordert. Die zweite aber giebt über die hemmenden und regulirenden
Wirkungen Aufschluss, welche die verschiedenen centralen Gebilde auf
einander ausüben können, wenn ihnen Reize entweder von aussen zufliessen

oder sich in ihnen durch die Processe der Gewebszersetzung automatisch entwickeln.

Wir wollen hier nicht näher erörtern, in welcher Weise auf Grundlage dieser allgemeinen Vorstellungen nunmehr die Functionen der einzelnen Centraltheile gedeutet werden müssen. In meiner physiologischen Psychologie habe ich es versucht an der Hand theils der Anatomie der Leitungswege, theils der vivisectorischen Ergebnisse jene Functionen vorläufig so zu bestimmen, dass sie zugleich mit den vier oben aufgestellten Grundsätzen der Verbindung der Elementartheile, der Indifferenz der Function, der stellvertretenden und der localisirten Function sich im Einklang befinden. Es mag immerhin sein, dass der Fortschritt der anatomischen und physiologischen Forschungen hier mancherlei Berichtigungen im einzelnen mit sich führt. Jene allgemeinen Principien selbst dürften schwerlich umgestossen werden, da sichtlich alle bisherigen Erfahrungen auf dieselben hinweisen. Mit ihnen stehen aber zugleich die hier entwickelten allgemeinen Sätze über das Verhalten der centralen Elemente gegen die ihnen zugeführten Reize und über die Wechselwirkungen, in die jene Elemente treten können, durchaus im Einklang. Es dürfte daher nicht schwierig sein, die Vorstellungen, die wir uns über die physiologische Verbindungsweise der Elemente in den verschiedenen Theilen des Centralorgans machen müssen, ähnlich wie es oben für die einfachsten Verbindungen im Rückenmark geschehen ist, in's einzelne durchzuführen. Hier soll nur noch gezeigt werden, dass gewisse Innervationsvorgänge, bei denen sich das verschiedene Verhalten der centralen Elemente gegenüber den sie treffenden Reizen in besonders augenfälliger Weise geltend macht, sehr einfach von unsern allgemeinen Voraussetzungen aus gedeutet werden können.

3. Die Innervation des Herzens.

§. 77. Bis in die neueste Zeit schienen sich die über die Herzinnervation gesammelten Thatsachen leicht einem Schema einzufügen, welches zunächst an den zuerst von Stannius ausgeführten Herzversuch anschloss *). Hierbei trennt man bekanntlich am ausgeschnittenen Froschherzen zuerst durch einen Schnitt oder eine Ligatur den Hohlvenensinus vom übrigen Herzen, worauf dieses letztere momentan zum Stillstande kommt, während der erstere für sich fortpulsirt. Dann trennt man auf dieselbe Weise die Vorhöfe von der Herzkammer etwas oberhalb der Atrioventriculargrenze, worauf die Herzkammer wieder ihre Bewegungen beginnt. Endlich führt man eine dritte Trennung unterhalb der Atrioventriculargrenze aus, worauf die Herzkammer abermals zum Stillstande kommt. Aus diesem Versuch hatte man die Vorstellung abgeleitet, dass automatische Erreger und Hem-

---

*) Vgl. mein Lehrbuch der Physiologie, 3te Aufl. S. 320 f.

mungsapparate im Herzen räumlich von einander getrennt seien, und man nahm demnach besondere Erregungsganglien an, welche in der Wand des Hohlvenensinus und in der Atrioventricularfurche gelegen, und besondere Hemmungsganglien, welche über die Wand der Vorhöfe vertheilt seien. Mit diesem Schema brachte man dann auch die Wirkungen der äusseren Herznerven in Verbindung. Der Hemmungsnerv des Herzens, der Vagus, sollte natürlich mit den Hemmungsganglien verbunden sein, die accelerirenden Nerven dagegen sollten sich zu den Erregungsganglien begeben. Endlich schienen die Beobachtungen über den Einfluss verschiedener Gifte auf das Herz hiermit ebenfalls im Einklang zu stehen. Einzelne Gifte, wie das Atropin, sollten ausschliesslich die Erregungsganglien, andere, wie das Muscarin, umgekehrt die Hemmungsganglien reizen, während die Mehrzahl der Herzgifte beide Wirkungen vereinigte, so aber, dass diese in verschiedener zeitlicher Folge sich geltend machten, entweder zuerst Hemmung und dann Beschleunigung (wie beim Nicotin, Digitalin u. a.) oder zuerst Beschleunigung und dann Hemmung (wie beim Veratrin, Aconitin). Freilich muss bemerkt werden, dass die Grundlage dieser ganzen Vorstellung, die räumliche Trennung der automatischen Erreger und der Moderatoren des Herzschlags, einzig und allein auf dem Stannius'schen Versuch beruht; die übrigen Thatsachen, die Einflüsse der äussern Herznerven und der verschiedenen Gifte, brachte man damit in Uebereinstimmung, ohne dass sich aus ihnen irgend ein zwingender Grund für eine solche Trennung ergeben hätte. Höchstens berief man sich noch zu Gunsten jener Auffassung auf den verschiedenen Erfolg, welchen die locale Reizung des Herzens an verschiedenen Stellen seiner Oberfläche hat. Aber die in dieser Beziehung gesammelten Beobachtungen sind zu vieldeutig, als dass sie irgend beweisend wären. Namentlich kommt hierbei in Betracht, dass man niemals mit Sicherheit zu entscheiden vermag, inwieweit der Reiz direct auf einzelne Herzganglien oder aber auf einzelne Vagus- oder Accelerauszweige, die in der Herzwand verlaufen, einwirkt.

Einzelne Einwände gegen die geläufige Deutung des Stannius'schen Versuches sind nun allerdings schon längst, namentlich von Bidder und Eckhard, geltend gemacht worden, Einwände, welche den bei diesem Versuch auftretenden Erscheinungen selber entnommen waren. Von grösserem Gewichte sind aber die völlig abweichenden Versuchsergebnisse, welche in neuerer Zeit unter Ludwig's Leitung von Bowditsch, Luciani u. A. erhalten wurden*). Diese Ergebnisse machen es unzweifelhaft, dass an dem Erfolg des Stannius'schen Versuchs die Blutentleerung oder der Verschluss des Herzens durch die Ligatur wesentlich betheiligt sind, und dass ganz andere Erscheinungen eintreten, wenn das Herz, wie es bei dem Ludwig'schen Herzpräparate geschieht, durch eingebundene Kanülen

---

*) Arbeiten aus dem physiologischen Institut zu Leipzig 1871—75. (Sitzungsberichte der königl. sächs. Ges. der Wissensch., math.-phys. Cl.).

fortwährend die in ihm enthaltene Flüssigkeit entleeren und mit neuer Flüssigkeit gespeist werden kann. Die so angestellten Versuche haben, neben andern interessanten und freilich zum Theil noch unerklärten Resultaten, namentlich zweierlei ergeben, was für die allgemeine Theorie der Herzinnervation von grosser Bedeutung ist. Erstens kann von einer bestimmt nachzuweisenden räumlichen Trennung erregender und hemmender Elemente nicht die Rede sein. Zwar deuten alle Erscheinungen darauf hin, dass in den automatischen Apparaten des Herzens einander entgegenwirkende Kräfte, erregende und dämpfende, thätig sind. Aber es ist durchaus wahrscheinlich, dass überall wo überhaupt automatische Centren im Herzen sich finden, auch diese beiden Kräfte zur Geltung kommen können. Zweitens ist die Ausbreitung der automatischen Centren eine viel grössere, als man früher annahm. Insbesondere ist auch die Herzspitze noch mit solchen Centren versehen, so dass die vollständig von der Vorkammer und den Atrioventricularganglien getrennte Herzkammer noch rhythmisch fortzupulsiren vermag, wenn sie unter Bedingungen untersucht wird, die den im normalen Kreislauf bestehenden ähnlich sind.

Hierdurch werden wir offenbar zu der Vorstellung gedrängt, dass über einen grösseren Theil der Herzwand zerstreut, an einzelnen Stellen aber dichter angehäuft centrale Elemente vorkommen, welche je nach Umständen erregende und hemmende Wirkungen zu äussern vermögen. Bestimmte Einflüsse führen die ersteren, andere die letzteren, noch andere wahrscheinlich beide in verschiedenem Grade herbei. Schon bei der normalen Herzaction müssen wir annehmen, dass diese doppelte Wirkung der automatischen Herzerreger successiv zur Geltung komme. Denn offenbar führen wir die rhythmische Thätigkeit des Herzens am einfachsten darauf zurück, dass während jeder Herzcontration dämpfende Wirkungen allmälig wachsend sich ansammeln, und dass dagegen während der Herzpause die erregenden Wirkungen zunehmen. Je rascher ersteres geschieht, um so kürzer werden die einzelnen Pulse dauern, je rascher letzteres, um so schneller werden dieselben sich folgen. Da diese abwechselnd ansteigenden dämpfenden und erregenden Wirkungen wohl auf entgegengesetzten chemischen Veränderungen beruhen, die einerseits die Muskelcontraction, anderseits der Ruhezustand in den automatischen Centren hervorbringt, so ist die starke Beeinflussung, welche der Herzschlag durch chemische Einwirkungen und durch gewisse Gifte in der einen oder andern Richtung erfährt, im Allgemeinen wohl begreiflich.

Hierzu kommt nun aber noch der Einfluss der äussern Herznerven, bei dem sich in so hohem Grade der Gegensatz einer hemmenden und einer erregenden Wirkung geltend macht, dass ja bekanntlich die Innervation des Herzens der Punkt gewesen ist, von dem ausgehend sich überhaupt der Begriff der Hemmungsinnervation erst entwickelt hat. Doch obgleich zugegeben werden muss, dass nirgends so scharf wie am Herzen diejenigen Nervenfasern, deren Reizung die Bewegung anregt, und die·

jenigen, deren Reizung sie hemmt, von einander geschieden sind, so lässt
sich doch ein principieller Unterschied zwischen der Erregung und Hemmung der Herzbewegungen und der Erregung und Hemmung der Rücken-
marksreflexe, wie sich letztere in unsern Versuchen dargestellt haben, nicht
auffinden. Zunächst bezeugt die lange Dauer der Latenz, welche bei der
Reizung sowohl der hemmenden wie der accelerirenden Herznerven zu beobachten ist, dass es hier nicht um eine directe, sondern um eine durch
centrale Elemente vermittelte Nervenwirkung sich handelt, gerade so wie
bei der Reflexbewegung und ihrer Hemmung durch eine interferirende sensible Reizung. Wenn nun aber bei diesen Interferenzversuchen der Erfolg
ein wechselnder ist, indem je nach der Stärke der Reize, vorhandener
Leistungsfähigkeit oder Ermüdung der interferirende Reiz die Wirkung des
Hauptreizes bald verstärkt bald hemmt, während die Reizung der Hem-
mungsnerven des Herzens regelmässig nur Hemmung zur Folge hat *), so
ist nicht zu übersehen, dass diese beiden Fälle nicht unmittelbar mit einander zu vergleichen sind. Vielmehr würden der Interferenz der Reflexreize die Versuche über interferirende Reizung des Vagus und Accelerans
entsprechen, wie sie Bowditsch ausgeführt hat **). Aber in diesem
Falle war, gerade so wie bei den Reflexen, der Erfolg ein wechselnder,
und es kann dies auch hier wohl nur auf einen veränderlichen inneren Zustand der centralen Elemente bezogen werden. Zu der Wirkung, welche
die Vagus - oder die Acceleransreizung auf die Herzbewegungen an und
für sich ausübt, lässt sich bei den Rückenmarksreflexen eine unmittelbare
Analogie nicht aufstellen. Denn es handelt sich hier um eine äussere Regulirung von Erregungen, die fortwährend in den automatischen Centren
selbst entstehen, und die mit Erregungen aus äusseren Ursachen nicht ohne
weiteres verglichen werden können. Müssen wir, wie schon bemerkt, den
Rhythmus dieser automatischen Erregungen auf eine Wechselwirkung exci-
tirender und dämpfender Einflüsse innerhalb der centralen Elemente zurückführen, so werden dagegen jene äusseren Regulirungen als eine Steigerung
entweder der excitirenden oder der dämpfenden Einflüsse zu deuten sein.
Ob das eine oder andere stattfindet, werden wir aber, gerade so wie die
Leitung in der centralen Substanz überhaupt, aus einer verschiedenartigen
Verbindung der Hemmungs - und der Acceleransfasern mit den automatischen Elementen ableiten können, also, wenn wir diese verschiedenartige

---

*) Uebrigens ist auch hier auf gewisse Ausnahmen aufmerksam zu machen.
Dass in einem gewissen Stadium der Curarewirkung Reizung des Vagus
beim Frosch nicht mehr hemmend sondern accelerirend wirkte, habe ich schon
vor langer Zeit beobachtet. Das nämliche haben Bidder und Schmiede-
berg nach Atropin - und Nicotinvergiftung constatirt. Nach A. B. Meyer
endlich wirkt bei der Schildkröte nur der Vagus der rechten Seite hemmend, derjenige der linken aber accelerirend auf den Herzschlag.
**) Berichte der kgl. sächs. Ges. d. Wiss. 1873, S. 158 f.

Verbindung wieder in ihrer einfachsten Form denken, aus der verschiedenen räumlichen Endigung der Nervenfasern in der Ganglienzelle. Unter Anwendung der früheren Ausdrucksweise werden wir den Vagusfasern in der centralen, den Acceleransfasern in der peripherischen Region der Ganglienzelle ihre Endigung anweisen. Von jeder einer dieser Regionen zufliessenden Erregung werden wir annehmen müssen, dass sie die an und für sich von derselben ausgehenden Vorgänge verstärke.

§. 78. Beiläufig sei hier bemerkt, dass noch einige weitere Erscheinungen, welche die Beobachtung am Herzen aufgedeckt hat, in den Rückenmarksversuchen ihre Analogieen finden. Es ist besonders von Kronecker darauf anfmerksam gemacht worden, dass offenbar jede Herzpulsation die folgende erleichtert, womit das so oft auftretende, von Luciani u. A. in Ludwig's Laboratorium unter verschiedenen Verhältnissen studirte treppenförmige Ansteigen der Herzzuckungen sichtlich zusammenhängt *). Wir haben es hier mit einer Erscheinung zu thun, welche der schon am Nerven zu beobachtenden positiven Modification entspricht. Dass die letztere an centralen Elementen noch stärker und dauernder zur Geltung kommt, haben wir bei der Reflexerregung gesehen, wo wir zugleich darauf hinwiesen, dass sie mit dem lange andauernden Abklingen einer jeden Erregung zusammenhängt.

Sodann ist von Bowditsch und Kronecker bemerkt worden, dass die Abhängigkeit der Herzpulsationen von der Reizstärke sich wesentlich anders verhält als beim peripherischen Nerven. Von dem Momente an nämlich, wo ein Inductionsschlag wirksam zu werden beginnt, löst er auch sogleich die umfangreichste Herzzuckung aus, die überhaupt möglich ist. Der Reiz ist also entweder wirkungslos, oder, wenn er eine Wirkung hat, so verändert sich letztere nicht mehr mit zunehmender Reizstärke. Aus einer Eigenthümlichkeit der Herzmuskelfasern selber dürfte diese Erscheinung schwerlich zu erklären sein. Wohl aber wird sie begreiflich, wenn wir annehmen, dass die Reizbarkeit des Herzens von derjenigen seiner centralen Elemente abhängt. Auch beim Rückenmark finden wir, dass nur eine sehr geringe Abstufung der Reflexzuckungen durch Veränderung der Reizstärke möglich ist; schwächere Reize sind aber überhaupt wirkungslos. Beim Herzen scheint nun jener geringe Umfang, innerhalb dessen die Reizabstufung die Zuckung verändert, auf einen einzigen Punkt sich zusammenzudrängen, ein Unterschied, der mit der automatischen Erregereigenschaft der Herzganglien in Verbindung stehen dürfte. Ueberall sind die von der centralen Substanz ausgehenden Erregungen offenbar unabhängiger von den äusseren Anstössen, die eine Entwicklung ihrer inneren Kräfte herbeiführen. Automatische Centren müssen aber eine zu solcher Kraftentwicklung besonders günstige Beschaffenheit besitzen.

---

*) Kronecker, Festgabe zu Ludwig's Jubiläum Heft 1. S. CLXXVIII.

4. Die Innervation der Athmung.

§. 79. Die Steuerung der Athembewegungen unterscheidet sich bekanntlich dadurch von der Herzinnervation, dass die automatischen Centren der ersteren nicht in den Athmungsorganen selbst, sondern in dem verlängerten Mark gelegen sind. Im übrigen aber hat man auch hier eine unmittelbare automatische Regulirung der Bewegungen zu unterscheiden, welche sich an den Einflüssen der Blutbeschaffenheit zu erkennen giebt, und welche fortdauert, wenn alle von Lungen und Luftwegen zum verlängerten Mark emportretenden Nerven getrennt sind, und eine äussere Regulirung, die durch jene Nerven vermittelt wird, welche die Lungen und Luftwege mit jenen automatischen Centren verbinden. Da die Reize, welche diese äussere Regulirung anregen, zunächst centripetal in dem Vagus und seinen sensibeln Kehlkopf- und Luftröhrenästen dem verlängerten Mark zugeführt und dann in diesem auf die motorischen Athmungsnerven übertragen werden, so handelt es sich hier um einen Reflex im eigentlichen Sinne. Dennoch begründet dies keinen wesentlichen Unterschied von der äussern Regulirung der Herzbewegungen. Hätte man nicht den Ausdruck Reflex auf solche Uebertragungen beschränkt, die sich im Centralorgan vollziehen, so würde man auch die Hemmung und Beschleunigung der Herzbewegungen durch die äusseren Herznerven Reflexe nennen können, da sie erst auf dem Weg der Uebertragung durch centrale Elemente zu Stande kommen. Der Unterschied liegt eben nur darin, dass diese Elemente hier in das peripherische Organ selbst verlegt sind, wodurch allerdings der motorische Theil der Reflexbahn von ungewöhnlicher Kürze ist.

Wenn auf diese Weise die allgemeinen Verhältnisse beider rhythmischen Bewegungen analog sind, so scheint dagegen eine grosse Verschiedenheit obzuwalten in der relativen Bedeutung, welche in beiden Fällen der innern und der äussern Regulirung der Bewegungen zukommt. Während beim Herzen die innere Regulirung, die unmittelbar von den im Herzen selbst gelegenen Centren ausgeht, offenbar die dominirende ist, so dass die Regulirung durch die äusseren Herznerven bei manchen Thieren, wie z. B. beim Frosche, sogar nur unter besonderen Verhältnissen, namentlich bei stärkerer Erregung der Centralorgane, augenfällig wird, dürfte es sich bei den Athembewegungen gerade umgekehrt verhalten. Hier scheinen die nächsten Impulse zu der rhythmischen Innervation von den Athmungsorganen, besonders den Lungen, auszugehen und also durch den Vagus dem Athmungscentrum zugeführt zu werden. Dafür spricht nicht bloss die allgemeine Erwägung, dass die Veränderungen des Blutes unmöglich so rasch sich vollziehen können, dass sie schon von einer Athmung zur andern sich geltend machen, sondern auch die damit völlig übereinstimmende Thatsache, dass nach der Trennung aller centripetal wirkenden Athmungsnerven eine ausserordentliche Verlangsamung der Athembewegungen eintritt. Ein directer Beweis für die überwiegende Bedeutung der äussern Regulirungen liegt überdies in dem aus den Versuchen von Hering und Breuer hervorgehenden Resultate, dass aus den Bewegungen der Lunge eine Selbststeuerung der Athembewegungen hervorgeht, indem deren Ausdehnung eine exspiratorische, deren Zusammensinken eine inspiratorische Reizung auslöst. Gerade dieses Verhältniss stellt aber auf der andern Seite wieder eine Analogie her mit den Herzbewegungen, bei denen gleichfalls die Hauptregulation in dem bewegten Organ selbst liegt, indem die Contraction muthmasslich dämpfende, die Ruhe aber erregende Kräfte wirksam macht.

Den accelerirenden und hemmenden Nerven am Herzen werden wir, wenn wir die Analogie so weit ausdehnen wollen, die inspiratorischen und die exspiratorischen Fasern des Vagus gegenüberstellen können. Aber aus diesen Bezeichnungen sieht man schon, dass hier die Analogie keine vollkommene ist. Die Exspiration kann allerdings durch blosse Hemmung einer Inspiration erfolgen, wie dies beim gewöhnlichen ruhigen Athmen geschieht. Heftige Exspirationsreize sind dagegen von einer activen Muskelwirkung gefolgt, an der sich die den Inspiratoren antagonistischen Muskeln, welche die Rippen herabziehen, sowie die Muskeln der Bauchpresse betheiligen. Augenscheinlich walten also hier complicirtere Verhältnisse ob als beim Herzen, und es wird nicht wohl möglich sein den wenigstens zuweilen bei der Respiration stattfindenden Muskelantagonismus aus der Function einer einzigen Art centraler Elemente, deren Nervenursprünge nach dem gleichen Schema geordnet sind, zu erklären. Dies zugegeben bleiben nun aber immer noch verschiedene Hypothesen möglich. Man könnte zunächst denken, In - und Exspirationscentren seien nicht bloss von einander getrennt, sondern sie seien auch in ihrer Function von einander unabhängig. In dieser Weise scheint man sich in der That bis jetzt häufig die Sache vorgestellt zu haben. Die Reizung bestimmter centripetal leitender Nervenfasern sollte Inspiration, die Reizung anderer Exspiration auslösen. Jede dieser Fasergattungen dachte man sich demnach mit verschiedenen centralen Ganglienzellen in Verbindung stehend, von denen die einen motorische Fasern zu den Inspirationsmuskeln, die andern solche zu den Exspirationsmuskeln entsendeten. Aber diese Hypothese begegnet der Schwierigkeit, dass sie den stetigen Uebergang, in dem sich bei der Verstärkung der Exspirationsreize die anfänglich bloss vorhandene Hemmung der Inspiration in eine active Exspiration umwandelt, nicht zu erklären vermag.

Von Rosenthal ist zuerst die rhythmische Thätigkeit bei der Athmung aus dem Gegeneinanderwirken einer stetigen Erregung und eines gleichfalls stetigen Widerstandes erklärt worden*). Für diese „Widerstandshypothese", wie er sie nennt, gebraucht er folgendes schematische Bild. Eine vertical stehende Röhre sei an ihrem unteren Ende durch eine Platte

---

*) Rosenthal, Die Athembewegungen S. 243 f.

geschlossen, welche durch eine Feder an die Röhrenmündung gedrückt wird. Lässt man nun Wasser in die Röhre fliessen, so wird dies so lange die Röhre anfüllen, bis der Druck der Wassersäule der Kraft der Feder gleich geworden ist: dann wird bei der geringsten Vermehrung des Wasserdrucks die Feder nachgeben und die Röhre sich öffnen, so dass etwas Wasser ausfliessen kann. Denkt man sich nun bei dieser Gleichgewichtsgrenze das Wasser in stetigem Strahl oben zuströmen, so wird die Feder eine rhythmische Bewegung annehmen, und die Höhe der Wassersäule in der Röhre wird zwischen bestimmten Grenzen diesseits und jenseits der Gleichgewichtslage fortwährend schwanken.

Zu der Vorstellung eines solchen Gegeneinanderwirkens erregender und hemmender Kräfte ist für die peripherische Nervenfaser bereits Pflüger bei der Untersuchung der Erregbarkeitsänderungen im Elektrotonus geführt worden [*]), und in der ersten Abtheilung dieser Untersuchungen haben wir Erscheinungen kennen gelernt, welche diese Vorstellung bei jeder Art der Erregung nothwendig machen. Nicht minder hat dieselbe oben als der natürlichste Ausdruck für die Reizbarkeitsverhältnisse der centralen Substanz bei den Reflexerscheinungen sich dargeboten. Die rhythmischen Functionen des Herzens und der Athmungsorgane treten uns aber allerdings als diejenigen Nerventhätigkeiten entgegen, in denen dieser Gegensatz einer erregenden und einer der Erregung widerstehenden Kraft am unmittelbarsten, schon bei der äusserlichen Beobachtung der Erscheinungen sich darstellt. So hat denn auch J. Müller schon eine Erklärung der periodischen Herzthätigkeit gegeben, welche in Bezug auf die Vorstellungen eines mit der Elektricität verglichenen Nervenfluidums natürlich veraltet ist, in ihrer allgemeinen Idee aber durchaus mit der sogenannten Widerstandshypothese übereinstimmt. Man könne, meint er, die sympathischen Nerven mit Halbleitern oder Halbisolatoren vergleichen, möge nun die aufhaltende oder isolirende Ursache in den Ganglien oder in den Nervenfasern liegen. Es müsse dann aber der Uebergang des Nervenfluidums periodisch erfolgen. „Die als Halbleiter wirkenden gangliösen Theile des Sympathicus werden das Nervenfluidum zu binden suchen. Der allgemeine, der peripherischen Verbreitung der Nerven folgende Strom strebt hingegen zum Impuls auf die organischen Muskeln. Haben nun gewisse als Halbleiter wirkende Theilchen des nervus sympathicus eine gewisse Quantität des Nervenprincips gebunden, so behalten sie dieselbe so lange, bis das ihnen zugeleitete Nervenprincip das Maximum erreicht hat, das sie zu binden vermögen, dann geben sie dieses plötzlich an die organischen Muskeln ab, und das Spiel wiederholt sich von neuem [**]).“

---

[*]) Pflüger, Untersuchungen über die Physiologie des Elektrotonus, S. 465 f.

[**]) Vgl. Kürschner Art. Herzthätigkeit in R. Wagner's Handwörterbuch der Physiologie Bd. II S. 75.

In dieser und der ihr im wesentlichen durchaus gleichenden Widerstands-hypothese Rosenthal's ist nun aber auf die gegensätzliche Wirkung der verschiedenen Herz- und Athmungsnerven zunächst noch keine Rücksicht genommen. Was die letzteren betrifft, so nimmt Rosenthal nach seinen Versuchen ausschliesslich einen Gegensatz an zwischen dem oberen Kehlkopf-nerven und dem Lungenvagus, da der letztere bei schwächerer centripetaler Reizung Beschleunigung der Inspirationen, bei stärkerer Reizung einen In-spirationstetanus herbeiführt, während die Reizung des centralen Laryngeus-stumpfes zuerst die Inspiration hemmt und dann Exspirationstetanus be-wirkt. Dieser nicht zu bestreitende Gegensatz genügt aber doch wohl nicht für eine Theorie der Athmungsinnervation. Der Laryngeus superior hat sein Verbreitungsgebiet in der sensibeln Kehlkopfschleimhaut. Wir wer-den darnach als seine normale Function die Vermittelung des Exspirations-reflexes beim Husten anzusehen haben. Dagegen können die normalen rhythmischen Exspirationsreize, wenn sie überhaupt einen peripherischen Sitz haben, nur von der Lunge selbst ausgehen. Dies haben denn auch die Versuche von Hering und Breuer erwiesen, nach denen in neuerer Zeit Rosenthal selbst seine frühere Ansicht modificirt haben dürfte *). Wir müssen nach diesen Versuchen, wie schon oben bemerkt, im Stamm des Lungenvagus in- und exspiratorische Reflexfasern annehmen, von denen jedoch die letzteren bei mässiger Reizung nur Hemmung der Inspiration bewirken, die erst bei stärkerer Reizung in active Exspiration übergeht. Wie es kommt, dass die ersten dieser Fasern regelmässig bei der Exspi-rationsbewegung, die letzteren bei der Inspirationsbewegung in Erregung versetzt werden, darüber besitzen wir ebenso wenig wie über die analogen Verhältnisse am Herzen einen Aufschluss. Es liesse sich, um nur eine Möglichkeit hervorzuheben, unschwer vorstellen, dass dieser Wechsel der Reize an die Lage der Nervenendigungen gebunden sei. Wären z. B. die Enden der Exspirationsnerven auf der äussern Oberfläche der Lungenbläs-chen gelegen, so würden sie durch die Ausdehnung der letzteren gedrückt und gereizt werden können; wären umgekehrt die Enden der Inspirations-nerven an der Innenfläche jener Bläschen gelegen, so würde auf sie beim Zusammensinken der Lungenbläschen ein Druck stattfinden. Man müsste dabei nur voraussetzen, dass die Bläschenwand einem äussern Druck und Zug einen geringeren Widerstand entgegensetze, dass sie also von kleinerer Elasticität sei als die auf ihr sich ausbreitenden Nervenendigungen.

§. 80. Fragen wir schliesslich nach dem wahrscheinlichen Verhalten der centralen Elemente, welche in der medulla oblongata die rhythmische Athmung durch ihren Zusammenhang mit jener doppelten peripherischen Leitung unterhalten, so müssen wir hier von zwei Sätzen ausgehen, auf

---

*) Bemerkungen über die Thätigkeit der automatischen Nervencentren. Er-langen 1875. S. 58.

welche oben schon gelegentlich hingewiesen wurde. Erstens müssen wir
zweierlei Centralpunkte voraussetzen, der zwiefachen Muskelwirkung entsprechend: in dem einen werden die motorischen Nerven der Inspiration,
in dem andern diejenigen der Exspiration entspringen. Zweitens aber müssen wir einen Zusammenhang dieser Centralpunkte annehmen, welcher den
stetigen Uebergang der blossen Inspirationshemmung bei wachsender Reizstärke in eine active Exspirationswirkung erklärlich macht. Wir können
uns diesen Zusammenhang am einfachsten in der Weise vorstellen, dass
die centripetalen Exspirationsfasern des Lungenvagus und der beiden Kehl-
kopfnerven sich zu centralen Elementen begeben, aus denen zweierlei andere Fasern hervorgehen: Centralfasern, die zu andern centralen Elementen
führen, in denen zugleich die centripetalen und centrifugalen Inspirationsfasern endigen, und peripherische Nervenfasern, welche sich centrifugal zu
den Exspirationsmuskeln begeben. Es muss dann zugleich vorausgesetzt
werden, dass bei Reizung dieser centralen Elemente die Centralfasern
leichter in Function treten als die abgehenden peripherischen Nervenfasern.
Jede Gattung respiratorischer Centralelemente steht also mit dreierlei
Nervenfasern in Verbindung: die erste, nennen wir sie die inspiratorische, 1) mit centripetalen Inspirationsfasern, 2) mit centrifugalen Inspirationsfasern (zu den Muskeln der Einathmung) und 3) mit Centralfasern aus den Exspirationscentren; die zweite Gattung, die exspiratorische, 1) mit centripetalen Exspirationsfasern, 2) mit centrifugalen
Exspirationsfasern (zu den Muskeln der Ausathmung) und 3) mit den vorhin genannten Centralfasern. Wollen wir aber das früher gebrauchte räumliche Schema wieder anwenden, so werden wir sagen: die zwischen beiden
Elementen verlaufenden Centralfasern verbinden deren centrale Regionen,
daher eine Erregung der Exspirationscentren hemmend auf die Inspirations-
centren wirkt, und ebenso umgekehrt. Für die Beziehung zwischen centripetalen und centrifugalen In- und Exspirationsfasern ist sodann die der
gewöhnlichen Reflexverbindung zu Grunde liegende Beziehung vorauszusetzen, also Endigung der centripetalen Fasern in einer mehr peripherischen, der centrifugalen in einer mehr centralen Region der Ganglienzellen,
wobei zugleich der noch centralere Ursprung der die Hemmung vermittelnden Verbindungsfasern versinnlichen möge, dass die Hemmung des
entgegengesetzten Reflexes bei schwächeren Reizen schon entsteht als die
directe Reflexerregung. Denn unsere allgemeine Voraussetzung war, dass
um so leichter in der Richtung von der peripherisch nach der central entspringenden Faser der Uebergang der Erregung erfolge, je peripherischer
die den Reiz zuleitende Faser endige, und je centraler der Ursprungsort
der die Erregung empfangenden und ableitenden Faser gelegen sei.

Abgesehen von diesen äusseren Einflüssen auf die rhythmische Thätigkeit der centralen Elemente müssen wir aber in den letzteren Einrichtungen voraussetzen, durch welche sie auch ganz unabhängig von den
ihnen durch centripetale Nervenfasern zugeleiteten Wirkungen eine **rhyth-**

mische Function unterhalten. Wie das ausgeschnittene Herz fortpulsirt, so geht nach der Trennung sämmtlicher centripetaler Athmungsnerven die Respiration, wenn auch in sehr geändertem Rhythmus, weiter. Es muss sich also durch einen stetigen Reiz, der wahrscheinlich vom Blute ausgeht, eine allmälig wachsende Erregung entwickeln, die, wenn sie eine bestimmte Höhe erreicht hat, eine plötzliche Kraftentladung zur Folge hat, worauf derselbe Vorgang von neuem beginnt. Als der Sitz dieser automatischen Function werden in diesem Fall speciell die mit motorischen Inspirations-fasern versehenen Ganglienzellen anzusehen sein. Ihre peripherische Re- gion, so können wir annehmen, ist dem stetigen Reize ausgesetzt, während die plötzliche Entwicklung lebendiger Kraft, die eintritt, sobald der Reiz eine gewisse Zeit hindurch gedauert hat, zunächst von der centralen Re-gion ausgehen wird, die hauptsächlich als das Kraftreservoir anzusehen ist, mit dem die motorischen Inspirationsfasern in Verbindung stehen. Die auf diese Weise von selbst unterhaltene rhythmische Function wird nun durch die Verbindung der Elemente mit solchen Nervenfasern, die ihnen äussere Erregungen zuleiten, in verschiedener Weise abgeändert. Durch die cen-tripetalen Inspirationsfasern, die ebenfalls mit der peripherischen Region in Verbindung stehen, wird einfach der automatische Reiz verstärkt, also die rhythmische Function beschleunigt. Durch jene Centralfasern dagegen, welche von den exspiratorischen Elementen kommend mit der centralen Region in Verbindung treten, werden die hemmenden Kräfte verstärkt: der Rhythmus der Bewegungen wird verlangsamt oder für längere Zeit ganz aufgehoben. Für das Verständniss dieser automatischen Reizungs-vorgänge ist es nicht unwesentlich zu bemerken, dass man, wenigstens bis zu einem gewissen Grad, dieselben auch bei der gewöhnlichen Reflex-erregung nachzuahmen vermag. Lässt man einen schwachen, aber dauern-den Reiz auf den sensibeln Nerven eines enthirnten Thieres einwirken, so verstreicht einige Zeit, bis Reflexzuckung erfolgt. Ist diese eingetreten, so kommt eine kurze Zeit der Ruhe, dann wiederholt sich der Reflex, und so können während längerer Zeit einigermassen rhythmisch Bewegung und Ruhe mit einander abwechseln. Dass wir auf diese Weise einen wirklich dauernden Rhythmus der Reflexe nicht hervorzubringen im Stande sind, liegt offenbar vorzugsweise an der eintretenden Modification der Reiz-barkeit des Rückenmarks, welche meistens zunächst einige stürmischere Zuckungen und dann Ermüdung hervorbringt. An den automatischen Cen-tren müssen also Einrichtungen getroffen sein, welche diese Modification und Ermüdung verhüten. Vielleicht ist dabei ihre directere Wechsel-wirkung mit dem Blute, von dem ja die schwache stetige Reizung ausgeht, im Spiele.

III. Grundzüge einer Mechanik der centralen Innervation.

§. 81.   Unter den Erscheinungen, welche sich bei dem Reflexvorgang unserer Beobachtung darbieten, sind es besonders diejenigen der Inter-ferenz solcher Reize, die den nämlichen centralen Elementen auf ver-schiedenen Wegen zugeführt werden, deren Wichtigkeit für die centrale Mechanik von vornherein nicht zu verkennen ist. Nachdem wir oben diese Erscheinungen mit denen der Leitung nach bestimmten Richtungen, der wechselseitigen Beeinflussung der Functionen und der Innervationswirkungen auf die automatischen Thätigkeiten in Zusammenhang zu bringen und vor-läufig ein allgemeines Schema der centralen Verbindungen hypothetisch zu entwickeln gesucht haben, wird es daher zweckmässig sein, uns zunächst den allgemeineren Schlüssen zuzuwenden, welche aus den wechselnden Erfolgen der Interferenzreizung an und für sich gezogen werden können.

Erregungen, welche der centralen Substanz zugeführt werden, können, wie wir gesehen haben, in dieser überhaupt entgegengesetzte Transforma-tionen erfahren: sie können entweder gehemmt oder verstärkt werden. Beide Veränderungen können aber, wie die Versuche über Interferenz der Reizungen zeigen, begünstigt werden, wenn sich die centrale Substanz bereits im Zustande der Reizung befindet. Es entsteht somit die Frage, unter welchen Bedingungen die Hemmung, unter welchen die Erregung aus der Interferenz der Reize hervorgeht. Diese Frage führt uns auf die andere, ob beide Transformationen etwa in ganz verschiedenen Theilen der centralen Substanz ihren Sitz haben. Für die Reflexhemmung innerhalb des Rückenmarks bieten sich zwei Orte dar, in denen dieselbe möglicher Weise stattfinden kann: entweder kann der Interferenzreiz in den Hintersträngen weiter geleitet werden und so die Haupterregung nach ihrem unmittelbaren Eintritt in die graue Substanz kreuzen, oder er kann, da er nach dem allgemeinen Gesetz der Reflexleitung in die Vorderhörner eintritt, auf einer die motorischen Centralgebiete verbindenden Bahn (also durch Centralfasern zwischen verschiedenen Regionen der Vorderhörner) die Hemmungen hervorbringen. Ebenso lässt sich die von den höheren Centraltheilen ausgehende Hemmung entweder als ein Vorgang denken, welcher im Gebiete der sensorischen Nervenendigungen verbleibt, oder als ein solcher, der von motorischen Centralpunkten des Gehirns auf die Ursprungsorte der motorischen Rückenmarksnerven ausstrahlt. Im letzteren Fall würde man sich den Hemmungsvorgang auf den nämlichen Wegen geleitet denken wie die motorische Erregung. Zur Unterstützung könnte man etwa die Thatsache anführen, dass auch der Wille Bewegungen zu unterdrücken vermag. Dagegen ist aber zu bemerken, dass die Hemmung durch den Willen vielleicht auf ganz andern Bahnen geleitet wird als die willkürliche Erregung der Muskeln. Auch die hemmende Wirkung des Willens lässt sich nämlich als eine in directe denken, die zunächst auf die Gebiete der sensorischen Nervenendigungen gerichtet ist und erst von diesen aus die wirkliche Hemmung hervorbringt. An sich hat ja die Annahme, dass der Wille auf sensorische Gebiete wirken könne, durchaus nichts unzulässiges, da wir eine solche Wirkung fortwährend bei der willkürlichen Beherrschung der Phantasie- und Erinnerungsbilder beobachten. In der That gibt es nun eine Beobachtung, welche positiv dafür spricht, dass die Hemmung stets ein Vorgang sei, der sich zwischen sensorischen Centralheerden bewegt: dies ist der Zusammenhang der von den höheren Centralorganen ausgehenden Hemmung mit der Schmerzempfindung. Dazu kommt als vielleicht noch entscheidendere negative Instanz die Thatsache, dass wo in motorischen Fasern verschiedene Reizungen interferiren, stets eine Verstärkung der Erregung beobachtet wird, und dass eine ähnliche Verstärkung sichtlich auch dann entsteht, wenn ein und derselbe motorische Centralpunkt von verschiedenen Fasern aus in Erregung versetzt wird, wesshalb offenbar gleichseitige und in gleicher Höhe stattfindende sensible Reize, d. h. solche, die am unmittelbarsten auf die nämlichen motorischen Centralpunkte reizend einwirken, vorzugsweise leicht eine verstärkte Reflexerregung verursachen. Hiernach ist es zweifellos die einfachste und am meisten den Thatsachen entsprechende Auffassung, wenn wir das Interferenzphänomen, das bei zwei gleichzeitigen sensibeln Reizungen eintritt, durchaus auf eine doppelte Wechselwirkung zurückführen: erstens auf eine solche zwischen den gereizten sensibeln Centralpunkten, vermittelt durch zwischen ihnen verlaufende Centralfasern und mit dem äusseren Effect der Hemmung; und zweitens auf eine solche zwischen den motorischen Centralpunkten, auf welche sich die sensible Reizung durch Reflex übertragen hat, vermittelt durch die zwischen diesen verlaufenden motorischen Centralfasern und mit dem äusseren Effect der Summation der Erregungen. Der Einfluss des Willens auf die Reflexe lässt dieser Doppelwirkung sich unterordnen. Denn der Wille kann entweder eine Erregung der nämlichen Muskeln veranlassen, die im Wege der directen Reflexbahn liegen, und so die Reflexbewegung verstärken, oder er kann auf die sensibeln Centraltheile, welche gleichzeitig mit dem Reflex Schmerzempfindung vermitteln, zurückwirken und auf diese Weise den Reflex hemmen. Ueberhaupt lässt sich demnach das Nebeneinanderbestehen dieser doppelten Folge einer interferirenden sensibeln Reizung aus der doppelten Leitung derselben verstehen: aus der Uebertragung auf andere sensible Centraltheile, wozu auch diejenigen gehören, welche Bestandtheile der gerade untersuchten Reflexbahn sind, und aus der Uebertragung auf Bewegungscentren, unter denen wiederum diejenigen sein können, in welchen der beobachtete Reflex abläuft.

Auf diese Weise gelangen wir zu der Vorstellung, dass die Art der Interferenzwirkung von der Verbindungsweise der centralen Gebilde abhängt. Es muss centrale Faserverbindungen geben, bei deren gleichzeitiger

Erregung vorzugsweise hemmende Wirkungen zu Stande kommen: dies
sind allem Anscheine nach die Verbindungen der sensorischen Elemente
unter einander; und es muss anderseits Faserverbindungen geben, welche
eine Summirung der Erregungen vermitteln: dies scheinen die Verbindungen der motorischen Elemente unter einander und mit den sensorischen
Elementen zu sein.

Es liegt nahe diese Verschiedenheit der centralen Elemente mit ihrer
physiologischen Function in einen unmittelbaren Zusammenhang zu bringen.
Die sensorischen Zellen sind ja dazu bestimmt äussere Reize in sich auf-
zunehmen und in Empfindungen umzuwandeln; die motorischen Zellen sind
dagegen diejenigen Centralpunkte, von denen die äusseren Arbeitseffecte
des Organismus ursprünglich ausgehen. Wir können ferner diese Folgerungen mit den Vorstellungen, die wir der allgemeinen chemischen Statik des
Organismus entnehmen, in Verbindung bringen. Die neuere Biologie hat
gelehrt, dass der thierische Organismus nicht bloss, wie man früher ge-
glaubt hatte, ein Heerd der Verbrennung, also der Schliessung chemischer
Verbindungen oder der Ueberführung loser in feste Verbindungen ist, sondern dass in ihm vielfach auch, ähnlich wie in der Pflanze, Ueberführung
fester in lose Verbindungen von verwickelterer Zusammensetzung stattfindet. Namentlich die Nervensubstanz scheint ein Heerd solcher Processe
zu sein, denn einige der Nervenstoffe, wie das Lecithin, sind offenbar lose
Verbindungen, die sich im Thierkörper aus Zersetzungsproducten des Ei-
weisses und aus Körpern der Fettreihe zusammensetzen. Nun beruht jede
äussere Arbeitsleistung, wie Wärmebildung oder Muskelzuckung, auf einer
Verbrennung; d. h. auf der Bildung fester Verbindungen. Umgekehrt
kann eine Zersetzung solcher Verbindungen nicht stattfinden, ohne dass
äussere Arbeit verschwindet. In den motorischen Centraltheilen wird aber
im allgemeinen äussere Arbeit frei und in den sensorischen verschwindet solche. Immerhin lässt sich dieser Gegensatz nicht als ein durchgrei-
fendes Gesetz aufstellen. So ist die Mitempfindung ein Phänomen, bei
dem sich eine Erregung zweifellos zwischen sensorischen Centraltheilen ausbreitet, während die Thatsache, dass die Reizung einer motorischen Faser
centripetal niemals über die Ursprungszelle hinausgeht, am einfachsten als
eine Hemmung sich denken lässt, die in der besonderen Endigungsform
der motorischen Fasern innerhalb der Vorderhörner ihren Grund haben
mag. Demnach kommen wir zu der Folgerung, dass in jeder Ganglienzelle gleichzeitig Processe der Verbrennung stattfinden, bei denen äussere
Arbeit geleistet wird, und Processe der Decomposition, bei denen äussere
Arbeit verschwindet. In den sensorischen Zellen überwiegt aber die Zersetzung, in den motorischen die Schliessung fester Verbindungen. Dort
beobachten wir daher ein Verschwinden äusserer Arbeitseffecte und unter
Umständen, wenn nämlich die Function der Zellen durch äussere Reize
gesteigert wird, eine hemmende Wirkung auf solche Arbeitseffecte, die
andere, in naher Verbindung stehende Centralgebilde erzeugen. Hier da-

gegen, in den motorischen Zellen, sehen wir Arbeitseffecte entstehen, und jeder Reiz, welcher auf den geeigneten Wegen zugeführt wird, verstärkt die äussere Arbeit. So sehen wir in diesen mechanischen Eigenschaften die Grundlage gegeben für die zwei in psychologischer Beziehung bedeutungsvollsten Functionen des centralen Nervensystems, ohne dass man nöthig hat zu dem mit den Thatsachen der Nervenphysik und der Anatomie gleicher Weise in Widerspruch stehenden Dogma von der specifischen Leistung der Centraltheile seine Zuflucht zu nehmen. Jene zwei Grundfunctionen des Nervensystems sind aber: erstens die Aufnahme äusserer Reize und ihre Ueberführung in einen latenten Zustand bei der Empfindung, und zweitens die Umsetzung von aufgesammeltem Arbeitsvorrath in äussere Arbeit bei den reflectorischen und den willkürlichen Bewegungen.

§. 82. Nehmen wir nun zu diesen allgemeinen Erwägungen, die sich an die Erscheinungen der Interferenz anknüpfen, die über die Verhältnisse der Leitung gesammelten Erfahrungen hinzu, so können wir unmöglich dabei stehen bleiben, jene entgegengesetzten Functionen, die Aufsammlung von Arbeitsvorrath und die Entwicklung von Energie, an gänzlich verschiedene Elemente zu vertheilen. Denn die Erscheinungen der Leitung zeigen unzweifelhaft, dass auch in den motorischen Elementen Arbeit verschwinden und in den sensorischen solche ausgelöst und übertragen werden kann. Wir kommen so zu der Vorstellung, dass es von der Verbindungsweise der Elementartheile abhängt, ob vorzugsweise der eine oder der andere Effect eintritt. Diese Verbindungsweise muss eine solche sein, dass in den sensorischen Zellen hauptsächlich die Aufsammlung äusserer Arbeit, in den sensorischen dagegen äussere Arbeitsleistung entsteht. Das hypothetische Schema in Fig. 41 (S. 116) entspricht in der That dieser Forderung. Kräfte, die auf irgend eine periphcrische Faser s_1 einwirken, werden zwar bis S geleitet, dort aber in den latenten Zustand übergeführt. Solche, die auf irgend eine Centralfaser s_2 oder s_3 einwirken, verschwinden theils in der nächstgelegenen peripherischen, theils in irgend einer höher gelegenen centralen Zelle. Ein verhältnissmässig kleiner Theil lebendiger Kraft nur wird, so lange die Nervensubstanz ihre Integrität bewahrt hat, durch den Uebergang auf die motorischen Elemente in äussere Arbeit umgewandelt. Die Verbindungsweisen der sensorischen Elemente sind also augenscheinlich solche, dass nicht nur die Kräfte, die sich innerhalb der centralen Substanz, etwa durch die Einwirkungen des Blutes, durch die Processe der Gewebszersetzung, entwickeln, in ihr wieder latent gemacht werden, sondern dass auch die von aussen, durch Reizung der Sinnesorgane und sensibeln Nerven zugeführte Arbeit gebunden wird. Entwickeln sich dagegen irgendwo in den motorischen Theilen des Centralorgans lebendige Kräfte, in m_2, m_3 oder in irgend einer centralen Zelle, M, M_1, selbst, so übertragen sich diese stets in peripherischer Richtung und schliesslich vermittelst einer peripherischen Faser m_1 nach aussen, um als äussere Muskelarbeit sich zu entladen. Der motorische Theil des

Centralorgans ist also durchaus darauf angelegt, nach aussen Kräfte zu entwickeln, die für die Nervensubstanz selbst verloren gehen. Treffen ferner innerhalb des sensorischen Centralgebietes irgend welche auf verschiedene Punkte stattfindende Erregungen zusammen, so bewirkt ihre Interferenz, dass die durch sie entwickelten Kräfte rascher latent gemacht werden, als dies geschehen würde, wenn beide Erregungen unabhängig von einander und zeitlich getrennt stattfänden. Befinden sich z. B. gleichzeitig die Fasern s_2 und s_3 in Erregung, so wird der in s_2 geleitete Reizungsvorgang schon in S_2 latent, während er für sich bis zu einem höher gelegenen centralen Elemente S geleitet würde. Anders verhält sich dies im motorischen Gebiet. Werden hier zwei Fasern m_2 und m_3 gleichzeitig erregt, so pflanzen sich beide Erregungen ungeschwächt in centrifugaler Richtung fort, und es tritt daher Summation der Erregungen ein. Auch bei Reizung verschiedener sensorischer Theile kann daher solche Summation stattfinden, wenn die Reizungen durch die Reflexfasern c_1, c_2 auf die motorischen Gebiete übergehen, wie dies namentlich eintritt in Fällen, wo die innern Widerstandskräfte der centralen Substanz gesunken sind.

§. 83. Sowohl die Thatsachen der speciellen Nervenphysiologie wie die Resultate unserer Versuche fügen nun zu diesen allgemeinen Vorstellungen noch eine Reihe specieller Bedingungen hinzu. Wir wollen die in dieser Beziehung massgebenden Erscheinungen sammt den aus ihnen in Bezug auf das oben entworfene hypothetische Schema des Zusammenhangs der centralen Elemente sich ergebenden Folgerungen hier nochmals kurz zusammenfassen:

1) Die Richtung, in welcher jede centrale Zelle die ihr zugeführten Erregungen leitet, ist von dem Verhältnisse abhängig, in welchem sich in ihr die Faserendigungen zu einander befinden. Folgen wir der Hypothese, die einer peripherischen Region zugeführte Erregung bringe die Zelle in Miterregung, während in der centralen Region die Reize latent werden, so müssen wir voraussetzen, eine Leitung könne nur in der Richtung von der peripherischen nach der centralen Region, nicht aber umgekehrt stattfinden.

2) Schwächere Reize erlöschen in der centralen Substanz, während stärkere Reize zuvor latent gewesene Kräfte in ihr auslösen. Hiernach müssen wir uns vorstellen, dass die beiden Eigenschaften, äussere Kräfte latent zu machen und latente Kräfte zu entwickeln, über die ganze centrale Substanz verbreitet sind. Die verschiedenen Theile der letzteren werden diese Eigenschaft nur in verschiedenem Grade besitzen, die Thatsache der einsinnigen Leitung führt aber weiterhin zu der Voraussetzung, dass diejenige Region der Zelle, die vorzugsweise geeignet ist, eintretende Reize latent zu machen, also die centrale, anderseits, sobald überhaupt lebendige Kraft in der Zelle entwickelt wird, hauptsächlich an dieser Entwicklung sich betheiligt, so dass der Act der Auslösung der

innern Kräfte regelmässig in der peripherischen, der Act ihrer Entwicklung und Entladung aber in der centralen Region geschieht.

3) Zwischen den beiden Theilen der Ganglienzelle, welche einander in dieser Weise gegenüberstehen, findet ein stufenweiser Uebergang statt, und höchst wahrscheinlich gibt es centrale Elemente, in welchen jene Unterschiede überhaupt viel weniger entwickelt sind, und welche sich dann in ihrem Verhalten mehr der peripherischen Nervensubstanz nähern.

4) In Folge häufiger Reizzuflüsse nehmen die Widerstände, durch welche die centrale Substanz Reizungen latent macht, allmälig ab. Hierauf weist nicht bloss die grosse Neigung zu einer Steigerung der Reizbarkeit durch wiederholte Reize, womit die Erscheinungen der Uebung und Gewöhnung zusammenhängen, sondern auch die Thatsache hin, dass bei der Unterbrechung einer normalen Leitungsbahn die Widerstände in den Seitenzweigen dieser Bahn allmälig sich vermindern, wahrscheinlich zunächst in Folge der stärkeren Reizzuflüsse, die nach denselben stattfinden. Die Erscheinungen der stellvertretenden Leitung und der stellvertretenden Function lassen sich hierauf zurückführen.

5) Bestimmte Einwirkungen, unter welche namentlich die Kälte und gewisse Gifte gehören, vermindern die innern Widerstandskräfte der centralen Elemente. Bei ihnen wird dann stets zugleich die Zeit, welche ein äusserer Anstoss gebraucht, um eine Entladung lebendiger Kraft hervorzubringen, mehr oder weniger bedeutend vergrössert. Tritt aber die Entladung ein, so dauert sie nun beträchtlich länger an als bei dem normalen Zustand der inneren Kräfte.

6) Die Wirkung, welche ein einem centralen Elemente zugeführter kraftentladender Reiz A ausübt, wird abgeändert durch einen andern Reiz B, welcher gleichzeitig oder in sehr geringem Zeitunterschied dem nämlichen centralen Element auf anderem Wege zugeführt wird. Wirkt der Reiz B für sich ebenfalls kraftentladend, so verstärken sich die Wirkungen von A und B. Erzeugt dagegen der Reiz B eine Entwicklung der Widerstandskräfte, so wird dadurch auch der Reiz A latent gemacht. Dieses Gesetz der Interferenz lässt sich mit dem Gesetz der einsinnigen Leitung in Verbindung bringen, wenn man die Hypothese von dem Gegensatz der centralen und peripherischen Region der Zelle adoptirt. Es folgt dann aber weiter, dass die Hemmung durch Interferenz im Gebiete der sensorischen, die Superposition der Erregungen im Gebiete der motorischen Theile des Centralorgans stattfindet, eine Voraussetzung, welche sowohl mit der allgemeinen Eigenschaft der sensorischen Elemente äussere Einwirkungen bei der Empfindung in einen latenten Zustand überzuführen wie mit der allgemeinen psychologischen Erfahrung, dass verschiedene gleichzeitige Schmerzempfindungen gegenseitig sich mindern, übereinstimmt.

7) Bestimmte centrale Elemente gibt es, bei denen fortwährend, wahrscheinlich durch stetige Reize, die vom Blute ausgehen, die kraftentwickelnden und die widerstehenden Kräfte um eine Gleichgewichtslage auf- und

abschwanken. Die Wirksamkeit dieser automatischen Elemente (im Herzen, im Athmungscentrum) ist zunächst darauf zurückzuführen, dass schwache Reize allgemein in der centralen Substanz verschwinden, stärkere aber die inneren·Kräfte der letzteren auslösen. Die Blutreize, von denen wir annehmen, dass sie auf die peripherische Region der Zelle einwirken, müssen also bis zu einer gewissen Stärke anwachsen, bis die Zelle in Selbsterregung geräth, welche letztere sich auf die centrale Region und auf die aus ihr entspringenden motorischen Nervenfasern fortpflanzt. Nachdem aber durch die letzteren eine Entladung stattgefunden hat, sinkt das Verhältniss der einander entgegenwirkenden Kräfte wieder unter die Gleichgewichtslage, und es beginnt so der Process von neuem. Auf diese Weise unterhält der direct auf die centralen Elemente einwirkende schwache Reiz eine r h y t h m i s c h e Function derselben, welche aber durch den Zufluss äusserer Nervenerregungen regulirt werden kann, indem diese bald, der peripherischen Region zugeführt, die auslösenden Kräfte vermehren, bald, in die centrale Region übergehend, den inneren Widerstand vergrössern können.

§. 84. Im Anschlusse an die in der ersten Abtheilung dieser Untersuchungen (S. 264 u. f.) entwickelten Vorstellungen über die Eigenschaften der aus der Schliessung und Lösung der Verbindungen in der Nervenfaser entspringenden Molecularkräfte, werden wir uns nun schliesslich von der Mechanik der centralen Elemente folgendes allgemeine Bild machen dürfen.

Wie in der Nervenfaser, so entstehen auch in der Ganglienzelle fortwährend neben einander positive und negative Moleculararbeit. Die letztere beruht auf der Spaltung complexer Verbindungen der Nervensubstanz in ihre Bestandtheile; die erstere geht aus der Verbrennung dieser Bestandtheile zu festeren Verbindungen hervor. In den centralen Elementen überwiegen aber im Vergleich mit den peripherischen Nerven die Spaltungsprocesse und die negative Moleculararbeit. Diese aus den Reizungserscheinungen sich ergebende Folgerung entspricht durchaus der den chemisch - physiologischen Verhältnissen entnommenen Annahme, dass die Ganglienzellen die hauptsächlichsten Ursprungsstätten der eigenthümlichen Nervenstoffe, wie des Lecithins, Cerebrins, sind, indem diese Stoffe vielleicht erst aus den Ganglienzellen in die aus ihnen entspringenden Nervenfasern übergehen. Wenigstens liegt es nahe, den auffallenden nutritiven Einfluss, welchen die Ganglienzellen auf die Nerven besitzen, in dieser Weise zu deuten. Denn die Degeneration und Atrophie der Nerven, welche nach ihrer Trennung von centralen Elementen erfolgt, findet offenbar ihre einfachste Erklärung in der Annahme, dass von den Ganglienzellen aus fortwährend neu gebildete Nervenstoffe nachrücken, obgleich man, schon nach den Erscheinungen der Ermüdung und Erholung, den Nerven selbst die Fähigkeit einer Erzeugung ihrer kraftspendenden Stoffe nicht ganz wird absprechen dürfen.

Die beiden Formen von Moleculararbeit entstehen fortwährend innerhalb der ganzen Ganglienzelle. Aber in den verschiedenen Regionen der letzteren wechselt das Intensitätsverhältniss beider Processe. In der centralen Region überwiegt die negative Moleculararbeit. Hier findet in Folge jener Spaltung complexer Verbindungen in die leicht verbrenulichen Nervenstoffe ein fortwährender Arbeitsverbrauch statt, der innerhalb der centralen Region selbst wahrscheinlich nur zum geringen Theil wieder gedeckt wird durch wirklich eintretende Verbrennungen und dadurch frei werdende positive Moleculararbeit. Dagegen mag in der peripherischen Region schon ein annäherndes oder wirkliches Gleichgewicht zwischen dieser und der negativen Moleculararbeit stattfinden, oder es mögen sogar, wie in der peripherischen Nervenfaser, die Verbrennungen überwiegen, so dass das chemische Gleichgewicht erst auf nutritivem Wege, durch die Zufuhr der mit hoher potentieller Energie versehenen Nervenstoffe, eintritt. Nehmen wir nun an, dass diese Zufuhr unmittelbar von der centralen Region aus stattfinde, so lässt sich die Ganglienzelle sammt den aus ihr entspringenden Nervenfasern als ein Kraftsystem ansehen, in welchem durch die Bewegung der Nervenstoffe von ihren Ursprungs- nach ihren Verbrauchsorten zugleich ein fortwährender Kräfteaustausch stattfindet, durch den schliesslich für das Ganze, so lange nicht äussere Störungen eintreten, ein Gleichgewicht der Molecularkräfte vorhanden ist, ohne dass jedoch dieses Gleichgewicht an jeder einzelnen Stelle des Systems existirt. Vielmehr wird dies nach den obigen Voraussetzungen höchstens an einer einzigen Stelle, welche in der peripherischen Region der Ganglienzelle gelegen sein mag, annähernd der Fall sein. Von hier an aber wird gegen die centrale Region hin die negative Moleculararbeit, also die Ansammlung potentieller Energie, und gegen die peripherische Ausbreitung der Nerven hin die positive Moleculararbeit, also die actuelle Kraftentwicklung, fortwährend wachsen. Ein Theil der im ganzen System frei werdenden lebendigen Kraft wird aber zu einer translatorischen Bewegung der Stoffe in centrifugaler Richtung verwendet, durch welche Bewegung eben für das System die Summe der ganzen Energie annähernd unverändert bleibt. Vermuthlich wird die centrale Region der Ganglienzelle mit den Bahnen der Ernährungsflüssigkeit in solcher Verbindung stehen, dass in ihr die Ablagerung complexerer Eiweissmoleküle stattfindet, aus deren Spaltung die krafterzeugenden Nervenstoffe hervorgehen. Anderseits sind sichtlich die peripherischen Ausbreitungen der Nerven in den Muskeln die Orte der ausgiebigsten Kraftentladung. Nun ist in einem zusammenhängenden Kraftsystem nothwendig ein Streben nach Gleichgewicht vorhanden, wonach die Moleküle, in denen die potentielle Energie angesammelt ist, von den Punkten ihrer höchsten Spannung zu denen ihrer niedersten Spannung sich bewegen müssen. Wir können uns demnach ohne Schwierigkeit vorstellen, dass die actuelle Arbeit, welche die Nerven in ihrer peripherischen Ausbreitung leisten, und die Anhäufung von Arbeitsvorrath, die in den centralen Elementen stattfindet, selbst die Quelle jener fortwährenden Bewegung sind, auf der die nutritive Erhaltung einer Nervenfaser sowie die Verbindung derselben mit ihrem centralen Elemente zu einem einzigen Kraftsysteme beruht. Dieses einfache Verhalten wird nun aber freilich dadurch ein unendlich verwickeltes, dass in den Centralorganen zahlreiche solche Kraftsysteme in einander übergreifen, und dass die peripherischen Ausbreitungen vieler dieser Kraftsysteme in den Centralorganen selbst gelegen sind, so dass möglicher Weise centrale Elemente, die auf der einen Seite selbst Centren und Kraftquellen sind für bestimmte Gebiete, auf der andern Seite wieder an der Peripherie von Kraftsystemen liegen, von denen aus in ihnen Kraftentladungen stattfinden können. Eine solche Doppelstellung werden wir nicht nur jenen Elementen zuschreiben müssen, in denen der die Empfindung begleitende physiologische Vorgang abläuft, wegen der mit jeder Empfindung verbundenen actuellen Kraftentwicklung in centralen Zellen, sondern auch schon bei der einfachen Reflexleitung sowie bei den durch centrale Zwischenpunkte irgendwie unterbrochenen motorischen Leitungen wird ein solches Ineinandergreifen verschiedener Kraftsysteme zu postuliren sein.

Innerhalb eines jeden Kraftsystems kann nun aber ferner die Verbindung der krafterzeugenden Centralzelle mit den ableitenden Fasern eine verschiedenartige und mehrfältige sein, indem solche Fasern an jedem Punkt des Zelleninhaltes einmünden und demnach mit Punkten höherer oder geringerer Spannung in Verbindung stehen können. Das Maximum dieses Unterschieds wird zwischen zwei Fasern dann vorhanden sein, wenn die eine in das Centrum der Zelle sich einsenkt, die andere von ihrer Peripherie abgeht. Zwischen diesen zwei Grenzfällen sind aber alle möglichen Uebergänge denkbar. So lange sich das Kraftsystem im Gleichgewichtszustand der Ruhe befindet, wird daraus ein Unterschied für die Vorgänge in den einzelnen Nervenfasern nicht entspringen, da die Fortbewegung der Nervenstoffe, in denen Arbeitsvorrath angehäuft ist, von dem Verbrauch bedingt ist, der in den peripherischen Verbreitungsorten stattfindet.

§. 85. Sehen wir nun zu, welche Veränderungen in dem bisher vorausgesetzten Gleichgewichtszustande eintreten müssen, wenn sich innerhalb eines Kraftsystems der Vorgang der Reizung entwickelt.

Auch hier stellt der Reiz ein gewisses Quantum äusserer Arbeit dar, welches an irgend einem Punkte des Kraftsystems auf dieses übertragen werden kann. Nehmen wir zunächst ganz allgemein an, auf jeden beliebigen Punkt des Systems könne eine solche Uebertragung von Reizarbeit stattfinden, so wird trotzdem der Effect ein sehr verschiedener sein können wegen der verschiedenartigen Vorgänge, die in den einzelnen Theilen des Systems stattfinden. Am meisten muss sich in dieser Beziehung die centrale Region von allen andern Theilen unterscheiden. Abgesehen aber von solchen Unterschieden werden wir in Bezug auf die unmittelbare Wirkung der äussern Reizarbeit die nämlichen Voraussetzungen machen müssen, die uns schon bei dem Nerven die Untersuchung des Verlaufs der Erregung an die Hand gibt, nämlich 1) dass die dem System zugeführte Reizarbeit zunächst in innere Moleculararbeit umgewandelt wird, ehe aus ihr eine äussere Erregungsarbeit hervorgeht, und 2) dass jeder Reizanstoss sowohl die negative wie die positive Moleculararbeit steigert, worauf sich erst ein Theil der letzteren in eine äussere Erregungsarbeit umwandelt, die als solche für den Krafthaushalt des Systems verloren geht. Endlich 3) geht bei der Reizung centraler Kraftsysteme ein verhältnissmässig grosser Theil der entstehenden Molecularbewegung zunächst in negative Moleculararbeit über: daher die häufige Erfolglosigkeit momentaner Reize, die längere Dauer der latenten Reizung. Es wird dann aber weiterhin auch mehr positive Moleculararbeit erzeugt und in äussere Erregungsarbeit umgewandelt, wie sich an der verlängerten Dauer solcher Zuckungen, die durch Reizung centraler Elemente zu Stande kommen, z. B. der Reflexzuckungen, zu erkennen giebt.

In die Vorstellung der chemischen Vorgänge übertragen, die diesem Arbeitswechsel zu Grunde liegen, heisst dies: zunächst wird die äussere Arbeit, die in der Form des Reizes einem centralen Kraftsystem zugeführt wird, fast ganz dazu verwendet die Spaltungsvorgänge zu steigern und demnach in grosser Menge jene Nervenstoffe zu erzeugen, in denen potentielle Energie angehäuft ist. Eine mässige Reizarbeit kann auf diese Weise ganz verschwinden, indem durch den natürlichen Abfluss der kraftspeichernden Stoffe von Punkten hoher zu solchen niedriger Spannung das Gleichgewicht sich herstellt. Entsteht dagegen durch die Reizarbeit eine so grosse Menge von Spaltungsproducten, dass jener Abfluss nicht genügt, so erfolgt nun plötzlich durch den raschen Eintritt der Verbrennung kraftspeichernder Stoffe eine gewaltige Kraftentwicklung, die sich von dem Kraftsystem, in dem sie entstanden ist, leicht auf benachbarte Systeme ausbreiten und auch hier latente Kräfte auslösen kann.

§. 86. Es liegt nahe, hieran sogleich die Vorstellungen zu knüpfen, die wir uns über die Vorgänge machen können, welche die im zweiten Capitel untersuchten Einwirkungen auf die centrale Reizbarkeit begleiten. So lässt sich die Wirkung der Temperatur offenbar darauf zurückführen, dass dieselbe die Geschwindigkeit der Stoffbewegung in der Nervensubstanz in hohem Grade beeinflusst. Schon die ausserordentliche Verlangsamung der Leitungsgeschwindigkeit sowie die enorme Verlängerung der Zuckungsdauer bei erniedrigter, die entgegengesetzten Veränderungen bei erhöhter Temperatur weisen darauf hin. Demnach werden auch in der Kälte einerseits zwar jene Spaltungsprocesse verzögert werden, aus denen die krafterzeugenden Nervenstoffe hervorgehen; anderseits wird aber auch der Abfluss dieser Stoffe nach den peripherischen Verbrauchsorten verlangsamt sein. So begreift es sich, dass die centrale Substanz durch die Kälte in einen Zustand versetzt wird, der zwar mit demjenigen der Erschöpfung die grösste Aehnlichkeit hat, doch aber auch dadurch ausgezeichnet ist, dass eine einmal begonnene Kraftentladung ungewöhnlich lange andauert.

Nicht minder ergiebt sich aus diesen Vorstellungen sehr einfach die Steigerung der centralen Reizbarkeit, welche selbst in solchen Fällen als Nachwirkung vorangegangener Reizungen zurückbleibt, wo diese selbst vollständig wirkungslos verschwunden sind. Der modificirende Reiz hat eine solche Menge von Spaltungsproducten und demnach von potentieller Energie angehäuft, dass erst nach längerer Zeit durch Abfluss nach den Verbrauchsorten das Gleichgewicht von selbst wieder hergestellt werden kann. Jede neu hinzutretende Reizbewegung kann daher eine plötzliche Verbrennung der Spaltungsproducte und mit ihr eine gewaltige actuelle Kraftentwicklung bewirken.

Vieldeutiger scheinen jene Veränderungen der Reizbarkeit zu sein, die nach gewissen toxischen Einwirkungen sich einstellen. Angesichts der gewaltigen Zunahme der Reflexerregbarkeit, wie sie namentlich das Strychnin hervorbringt, wie sie aber auch zahlreichen andern Giften nachfolgt, nur hier theilweise durch intercurrirende Veränderungen verdeckt wird, lässt sich an zwei Ursachen denken. Man könnte entweder annehmen, dass jene Spaltungsprocesse selbst, welche die latente Energie der centralen Elemente vergrössern, beschleunigt werden; oder es liesse sich denken, dass nur der Abfluss der kraftspeichernden Stoffe aus den centralen Elementen gehemmt sei, so dass sie hier sich ansammelnd eine grössere Steigerung der potentiellen Energie ermöglichen, als dies unter gewöhnlichen Verhältnissen geschehen kann. In der That ist es nun die letztere Annahme, welche die grössere Wahrscheinlichkeit für sich haben dürfte, und zwar aus folgenden Gründen:

1) erklärt sich auf diese Weise am einfachsten die enorme Zunahme der Reflexzeit, welche besonders beim Strychnin, einigermassen aber auch bei den andern reflexerhöhenden Giften sich einstellt, womit zugleich das ungewöhnliche Anwachsen der Reflexzeit mit der Abnahme der Reizstärke offenbar nahe zusammenhängt (vergl. Fig. 24 u. 25 S. 73). Nun haben wir angenommen, jeder Reiz bewirke zunächst Zunahme der negativen Moleculararbeit in Folge der vermehrten Zerlegungen complexer Eiweissstoffe in die kraftspeichernden Nervenstoffe, die er hervorbringt. Diese Vorgänge dauern, wie die gesteigerte Reizbarkeit zeigt, längere Zeit an. Aber es erfolgt, wie wir annehmen, bei schwächeren Reizen desshalb keine Erregung, weil durch das Abfliessen der kraftspeichernden Stoffe die Spannung unter der kritischen Grenze bleibt, bei welcher dieselbe in Folge der eintretenden Verbrennungen durch eine explosive Kraftentladung sich löst. Ist nun aber das Abfliessen jener Stoffe gehemmt, so wird selbst bei schwachen Reizen die kritische Grenze erreicht werden können; freilich aber wird dies um so später eintreten, je geringer die durch den Reizanstoss bewirkte Beschleunigung der Spaltungen, d. h. je schwächer der Reiz ist.

2) Mit dieser Annahme befindet sich die Thatsache in gutem Einklang, dass einzelne der reflexerhöhenden Gifte, wie namentlich das Atropin und das Curare, in der peripherischen Nervenfaser zunächst die Leitungsgeschwindigkeit verzögern und dann die Erregbarkeit aufheben, wodurch die Wirkung auf die centralen Elemente mehr oder weniger compensirt werden kann. Wir haben nämlich offenbar nur vorauszusetzen, dass bei den genannten Giften der retardirende Einfluss auf die Bewegung der Nervenstoffe auch auf die peripherischen Nervenfasern sich erstreckt. Wir brauchen also nicht, wie es bei anderen Hypothesen geschehen musste, anzunehmen, dass die Wirkung dieser Gifte auf die centrale und die peripherische Nervensubstanz eine ganz verschiedenartige sei, sondern wir können sie als eine gleichartige auffassen.

§. 87. Wir haben bisher ganz allgemein die Folgerungen entwickelt, die sich in Bezug auf die Uebertragung äusserer Reizbewegungen auf ein Kraftsystem von der hier vorausgesetzten Beschaffenheit ergeben. Es kann nun aber diese Uebertragung auf verschiedene Theile des Systems stattfinden, und darnach wird wegen der Ungleichheit der Molecularvorgänge auch der Effect ein wechselnder sein müssen.

Ein Moment, das nicht von wesentlichem Belang sein dürfte, ist dies, ob ein centrales Element selbst direct von einem Reize getroffen, oder ob die Reizung durch Nervenfasern ihm zugeführt wird. Was den ersteren Fall betrifft, den man bei den sogenannten automatischen Reizungen voraussetzt, so ist vor allem fraglich, ob es sich dabei wirklich selbst in Bezug auf die Form der Zuleitung um einen wesentlichen Unterschied handelt. Wir wissen nicht, ob nicht Nervenfasern von sehr kurzem Verlauf die Zuleitung der automatischen Reize zur Ganglienzelle vermitteln. Es wäre z. B. sehr wohl denkbar, dass die automatischen Centra der Athmung innerhalb der medulla oblongata durch die feinen Faserfortsätze der Ganglienzellen mit den Blutgefässen in Verbindung stehen. Wie dem aber auch sei, ob ein bestimmter Punkt eines centralen Elementes direct von einer Reizbewegung getroffen, oder ob diese durch eine Nervenfaser ihm zugeführt wird, dürfte kaum in Bezug auf die sich entwickelnden Vorgänge von wesentlichem Belang sein.

Wohl aber ist es nothwendig von grosser Bedeutung, an welcher Stelle sich die zugeführte Reizbewegung auf das centrale Element überträgt. Denn in diesem verändern sich ja die inneren Vorgänge von Punkt zu Punkt. In der centralen Region wird, wie wir annahmen, fast ausschliesslich Arbeitsvorrath angehäuft, indem durch die Spaltung complexerer Verbindungen leicht verbrennliche Nervenstoffe entstehen; wogegen mit der Annäherung an die peripherische Region allmälig der Verbrennungsprocess und demzufolge die Entwicklung actueller Arbeit zunimmt. Es ist nun offenbar an und für sich die naheliegendste Annahme, dass jede irgend welchem Punkte eines centralen Elementes zugeführte Reizarbeit die an diesem Punkte vorhandenen Bewegungsvorgänge in ihrer Intensität steigert.

Diese Annahme gewinnt aber ausserdem eine wesentliche Stütze durch die Voraussetzungen, zu denen uns schon die Untersuchung des Erregungsverlaufs im peripherischen Nerven geführt hat. Dort schon wurden wir zu der Vorstellung gedrängt, dass jeder Reiz die beiden Processe, die überall in der Nervensubstanz anzunehmen sind, die positive sowohl wie die negative Moleculararbeit, steigert. Es ist nun eine nothwendige Consequenz dieser Vorstellung, dass der Reiz diese Processe um so mehr steigert, je intensiver dieselben an und für sich schon sind, dass also die Reizbewegung, wenn sie einem Punkte zugeführt wird, an welchem negative Moleculararbeit überwiegt, vorzugsweise diese wird zunehmen lassen, dass sie dagegen an einem andern Punkte, wo vorzugsweise positive Moleculararbeit geleistet wird, auch hauptsächlich die letztere steigert. Mit dieser Folgerung ist aber zunächst die Existenz der einsinnigen Leitungen und das Verschwinden der in bestimmter Richtung einem centralen Elemente zugeführten Reizungen erklärt, sobald ·man erstens überhaupt eine Endigung der Nervenfasern in verschiedenen Regionen annimmt, und zweitens den oben gemachten Voraussetzungen über das Verhältniss der potentiellen und actuellen Kräfte in einem centralen Kraftsystem folgt.

Hiermit ist nun aber zugleich eine weitere Annahme nahe gelegt, welche den verschiedenen Effect der Interferenz centraler Reizungen schliesslich erklärlich macht. Molecularbewegungen irgend welcher Art haben im allgemeinen die Eigenschaft sich auszubreiten. Von den Gährungsvorgängen bis zu den explosiven Zersetzungen treffen wir solche Ausbreitung in den verschiedensten Graden der Geschwindigkeit an. Wird also durch Uebertragung der Reizbewegung auf die centrale Region die negative Moleculararbeit in dieser gesteigert, so wird der nämliche Vorgang über das ganze Centrum des Kraftsystems sich ausbreiten, und ein demselben auf andern Wegen zugeführter Reiz bleibt nun anscheinend wirkungslos. Anderseits aber wird, wenn irgendwo die actuelle Kraftentwicklung eingeleitet ist, diese ihrerseits leicht sich ausbreiten, und sie wird gerade auch die centrale Region mit grosser Intensität ergreifen, weil in dieser durch die fortwährend erzeugten Spaltungsproducte ein hoher Grad potentieller Energie angehäuft ist. So ist es also wohl begreiflich, dass hier zwar direct der Vorgang der actuellen Kraftentwicklung nicht ausgelöst werden kann, dass jedoch dieser Vorgang, sobald er einmal von einem günstigeren Angriffspunkte aus eingeleitet worden ist, das ganze Kraftsystem ergreift, besonders aber jene Punkte hoher Spannung, in denen grosse potentielle Kraftwerthe angehäuft sind, und von denen dann hauptsächlich wieder der Vorgang der Kraftentwicklung in den direct aus ihnen hervorgehenden Nervenbahnen sich verbreiten muss.